Harald Schicke

Einführung in die Augendiagnose nach Heinrich Hense

Harald Schicke

Einführung in die Augendiagnose

nach Heinrich Hense

MZ-Verlag

Die Deutsche Bibliothek - CIP-Einheitsaufnahme

Einführung in die Augendiagnose nach Heinrich Hense /
Harald Schicke. - Buchholz : MZ-Verl.
NE: Schicke, Harald
[Hauptw.]. - 1992
ISBN 3-89240-072-5

1. Auflage August 1992

Satz: MZ-Verlag, Buchholz in der Nordheide
Druck: arco druck gmbh, Hallstadt

MZ-Verlag Harald Schicke, Postfach, W-2110 Buchholz 5,
Telefon und Fax 0 41 83/46 53 (automatische Umschaltung)

ISBN 3-89240-072-5

1. Inhaltsverzeichnis

2. Vorwort

In den vergangenen Jahren habe ich eine Vielzahl von Kursen über Irisdiagnostik durchgeführt. Immer wieder ist dabei der Wunsch nach einem einführenden Lehrbuch an mich herangetragen worden.

Da es schon eine Reihe von Büchern zur Einführung in die Augendiagnose gibt, habe ich zunächst auf andere verwiesen. Je mehr ich aber die Gedanken Henses in meinen Kursen berücksichtigte, desto nötiger erschien mir ein Buch darüber, weil es dazu einfach keines gab.

Zu diesem Zweck mußte ich die „herrschende Lehre" nach Deck berücksichtigen, damit der Leser vergleichen kann.

Gleichzeitig habe ich versucht, mich auf das zu beschränken, was man zu Anfang in der Iris auch sicher erkennen kann, damit möglichst viel Praktisches und wenig Ballast dabei ist.

Für Anregungen bin ich jederzeit dankbar!

Ich möchte aber nicht versäumen, meinem Lehrer, unserem großen Kollegen, Werner Theegarten, für all das Wissen zu danken, das er mich gelehrt hat.

3. Einleitung

Unsere Patienten glauben oft, daß man im Auge alles erkennen kann. Voll Neugier und Furcht sitzen sie vor dem Irismikroskop und warten auf das „Urteil". Ein falsches, ein mißverstandenes Wort kann im wahrsten Sinne des Wortes Todesangst erzeugen. Die Zweifel, die wir säen, zu zerstreuen, ist eine fast hoffnungslose Aufgabe. „Er hat es doch im Auge gesehen...". „Wenn nun doch etwas dran ist...".

Wer Irisdiagnostik betreibt, muß das sehr verantwortungsvoll tun. Die Menschen, die uns am Irismikroskop gegenüber sitzen, sind für jedes Wort empfänglich – und empfindlich!

Die Augendiagnose ist eine wesentliche diagnostische Stütze der meisten Heilpraktiker-Praxen. Das ist sicherlich der Grund, warum die Augendiagnostiker von jeher großen Anfeindungen von Seiten der schulmedizinischen Konkurrenz ausgesetzt waren.

Man denke nur an den berühmten „Felke-Prozeß" in Krefeld. Dort stand Pastor Felke stellvertretend für alle anderen Augendiagnostiker vor Gericht.

Erfolgreiche Menschen, aber auch erfolgreiche Methoden, wurden von den weniger erfolgreichen oder denen, die andere Methoden verteidigen wollten, schon immer angegriffen.

Gerade die „Wissenschaft" hat sich nicht geschämt, ihr Weltbild zigmal zu ändern und trotzdem darauf zu beharren, daß sie die einzige Wahrheit zu bieten hat.

Erinnern wir uns nur an die „ernstzunehmenden Wissenschaftler", die sogar noch nach Einführung der Eisenbahn die Meinung vertreten haben, bei den ungeheuerlichen Geschwindigkeiten könne der Mensch nicht mehr atmen und müsse sterben.

Diese Wissenschaft, die nichts gelten läßt, was man zum heutigen Tage nicht exakt messen kann, hat sich nirgends so verhoben, wie in der Medizin.

Es ist schon erstaunlich, wie die Schulmedizin in den letzten hundert Jahren ihr Ansehen aufgeputzt hat, indem sie sich fast ausschließlich mit fremden Federn schmückte.

Im Jahr 1991 haben allein die Bundesbürger rund 250 Milliarden Mark für das sogenannte Gesundheitswesen aufgewendet. Man stelle sich die Zahl ruhig vor: 250.000.000.000,00.

Von Jahr zu Jahr steigt diese Zahl, ohne daß die Bundesbürger gesünder würden. Wo bleibt da der vermeintliche medizinische Fortschritt?

Tatsächlich sind die Statistiken beeindruckend. Immerhin werden die Menschen im Durchschnitt immer älter. Das schreibt man fälschlich, aber doch fast automatisch, der Medizin zu.

In Wirklichkeit haben wir von ganz anderen Dingen profitiert. Vor allem die Hygiene hat im vergangenen Jahrhundert so große Fortschritte gemacht, daß Epidemien praktisch nicht mehr vorkommen – bei uns.

Dieser Fortschritt in der Hygiene ist gegen den erbitterten Widerstand der Ärzteschaft zustandegekommen, zumindest, was die Hygiene in den Krankenhäusern betrifft.

In Hamburg hat es noch am Ende des letzten Jahrhunderts eine große Cholera-Epidemie gegeben. Besiegt worden ist diese Seuche aber nicht durch die Medizin. Man hat „einfach" aufgehört, alle Abfälle auf die Straßen zu werfen, eine Müllabfuhr und eine Abwasserbeseitigung geschaffen. Das aus der Elbe geschöpfte Trinkwasser wurde nicht mehr durch Fäkalien verseucht. All diese teuren Maßnahmen waren weit billiger als das Krankheitswesen heute allein in der Hansestadt Hamburg pro Jahr ist.

Die Schulmedizin mag auf manchen Gebieten hervorragende Leistungen erbracht haben, vor allem auf „handwerklichem" Gebiet, z. B. im chirurgischen Sektor.

Das sollte aber nicht darüber hinwegtäuschen, daß die Medizin heute mindestens ebenso martialisch ist wie zu früheren Zeiten. Sicherlich wird niemandem mehr bei vollem Bewußtsein ein Bein amputiert. Aber die vielen Leiden, die die moderne, am technisch Machbaren orientierte Medizin den Patienten zufügt, sollten nicht vom Eindruck des „High Tech" verdrängt werden.

Die Medizin ist sogar primitiver geworden, jedenfalls was das Menschliche betrifft. Wird heute nicht beredt über den „Pflegenotstand" berichtet?

Alles, was nicht exakt meßbar ist, wird von der schulmedizinisch orientierten Medizin verneint. Dazu gehört natürlich gerade dieser menschliche Faktor. Keine Technik ist zu teuer, um sie am Patienten auszuprobieren und sich einen Platz in der Geschichte der modernen Medizin zu sichern. Nur für das ohnehin unterbezahlte Pflegepersonal ist angeblich kein Geld vorhanden. Dabei zeigt sich gerade dort das Menschliche in der Medizin.

Auch für andere, selbst in der Schulmedizin inzwischen anerkannte, Dinge wird an Pfennigen gespart. „Richtige" Ärzte, wie z. B. der berühmte Prof. Brauchle, haben den notwendigen Klinikaufenthalt ihrer Patienten dazu genutzt, ihnen Erkenntnisse über gesunde Ernährung und Lebensweise zu vermitteln.

Der Fraß, der heute in vielen Krankenhäusern verteilt wird, kann keine erzieherische Funktion mehr erfüllen. Schlechter kann man sich kaum ernähren. Man lernt also, daß es aufs richtige Essen gar nicht ankommt.

Dafür wird man an Abführ- und Schlafpillen gewöhnt. Das ist bequem fürs Personal und gut fürs Geschäft.

Auch Lebensgestaltung könnte man während des notwendigen Aufenthalts in einem Krankenhaus lernen. Aber die wenigen Beschäftigungstherapeuten sind in ihren Möglichkeiten und aufgrund der großen Anzahl der Patienten viel zu eingeschränkt.

Viele Krankenhäuser haben heute nicht mal einen Garten, von einem Park ganz zu schweigen, wo die Patienten, die nicht im Bett liegen müssen, spazieren oder die Natur beobachten können.

Dieselben Ärzte und Funktionäre, die diese Mißstände verursacht haben, obwohl ihnen soviel Geld wie noch nie zur Verfügung steht, wollen sich eine Meinung auch über die Augendiagnose erlauben.

Tatsächlich bietet die Augendiagnose wenig, was tatsächlich meßbar und wägbar ist. Das ist jedoch nicht die Schuld der Augendiagnostiker. Nur wenigen, wie Vida und Deck, war es möglich, die Augendiagnostik im wissenschaftlichen Sinne zu erforschen.

Außerdem bietet die Augendiagnose einen Blick in die Konstitution. Doch wie soll man anlagemäßige Erkrankungsmöglichkeiten messen?

Augendiagnose ist also Erfahrungsmedizin. Solche Erfahrung, die bei „richtigen" Ärzten immer noch hoch im Kurs steht, hat leider in der modernen Medizin keinen Platz mehr.

Wer sieht, wie einfach Jahrhunderte lang angewendete Heilpflanzen per Gesetz als unwirksam oder unwirtschaftlich abqualifiziert werden, der weiß, was ich meine.

Erfahrung ist nicht mehr gefragt. Heute will man standardisieren und übersieht dabei, daß Medizin etwas sehr Persönliches sein sollte. Naturheilkundige standardisieren nicht, sie individualisieren.

Das ist auch notwendig. Schließlich ist unser Wirken nicht der Statistik gewidmet, sondern dem Patienten, der vor uns sitzt.

Individuelle Diagnostik und Therapie ist aufwendig. Man muß sich Gedanken machen, weil man nicht „die Gallenblase", sondern einen Patienten – einen Menschen! – vor sich hat, der an Beschwerden der Gallenblase leidet.

Individuelles Eingehen auf einen Menschen erfordert ein hohes Maß an Verantwortungsgefühl und Zeit.

Keins der beiden scheint in der heutigen Medizin noch einen Platz zu haben. Verantwortung will keiner mehr übernehmen. Manche Patienten werden von Pontius bis Pilatus geschickt, um meßbare Untersuchungsdaten zu gewinnen, auf die man sich verlassen kann. Wenn möglich, läßt man operieren. Stirbt der Patient trotzdem, hat man wenigstens alles getan, was nach dem derzeitigen Stand der Wissenschaft möglich ist. Da kann man seine Hände in Unschuld waschen!

Zeit mag man auch nicht investieren. Sie wird leider nicht ausreichend von den gesetzlichen Krankenkassen honoriert, die, Dank eigenen Unvermögens und der Ohnmacht der Politiker angesichts einer starken Lobby, zu einem sozialistischen Machwerk verkommen sind, daß man eigentlich nur in den untergegangenen Staaten des ehemaligen Ostblocks vermuten sollte.

Da sollte man sich freuen, daß es die Augendiagnose gibt, die es in kurzer Zeit ermöglicht, einen umfassenden Eindruck vom Patienten zu gewinnen. Der Ganzheitsbetrachtung, also der Beachtung von Körper, Seele und Geist – wie sie die Naturheilkunde und die Individualität jedes Patienten fordert, kommen wir mit der Augendiagnose ein gutes Stück entgegen.

Allein schon die Erkennung der Konstitution, quasi mit einem Blick, ist ein großer Fortschritt.

Viele Augendiagnostiker wollten vielleicht ein wenig viel. In ihrer Begeisterung für diese wunderbare Methode und wegen des erbitterten Widerstands der Gegner, sind sie vielleicht manchmal über das Ziel hinausgeschossen.

Wenn wir aber erkennen, daß auch die Augendiagnose nicht alles erkennen läßt, sondern Ergänzungen benötigt, haben wir ein Instrument in der Hand, mit dem wir unseren Patienten einen großen Nutzen bieten können.

Alle guten Augendiagnostiker waren auch gute Menschenkenner. Das sollte auch dem Richtschnur sein, der sich anschickt, die Augendiagnose zu erlernen.

Schon bevor Sie Ihren Patienten bitten, sich am Irismikroskop zu setzen, sollten Sie einiges über ihn in Erfahrung gebracht haben. Wenn ich meinen Patienten aus dem Wartezimmer hole, sehe ich, wie er sich mit den anderen verhält. Er steht auf, kommt auf mich zu. Kann er mich anschauen, wie steht er auf, wie geht er? Wie ist sein Händedruck? Er geht dann vor mir und setzt sich.

Bis dahin habe ich schon sehr viel über ihn in Erfahrung gebracht. Die Augendiagnose ist nicht isoliert zu betrachten. Auch das Gespräch mit dem Patienten und die körperliche Untersuchung fließen natürlich ein.

Diese vielen Eindrücke, die man meist nicht messen und wägen kann, führen aufgrund der Erfahrung des Behandlers zur Diagnose und Therapie. Dabei sollten wir uns nicht bemühen, für die Diagnose immer wieder schulmedizinische Vorgaben zu verwenden. Diese können aus einer solchen Untersuchung nicht resultieren.

Die Schulmedizin hat auch die Krankheiten standardisiert. Die Diagnose „Magengeschwür" sagt zwar etwas über die Veränderung des Magens aus, aber überhaupt nichts über die individuellen Voraussetzungen für das Entstehen dieses Geschwürs.

Auch in diesem Buch werden Ausdrücke aus der Schulmedizin verwendet. Denn einen Vorteil hat die Standardisierung der Begriffe: man kann leichter gemeinsam darüber reden.

Wichtig ist dabei nur, daß Sie sich immer darüber im Klaren sind, daß diese Begriffe individualisiert, also an den einzelnen Patienten angepaßt werden müssen.

Ich will auch keine unangemessene Kritik an Ärzten üben. „Gute" Ärzte, also solche, die ihre Patienten trotz aller Widrigkeiten als Persönlichkeiten ansehen und sie individuell behandeln, werden meine Kritik verstehen, weil sie selbst in der Ärzteschaft Außenseiter darstellen.

Solche Ärzte werden auch die Augendiagnose ohne Vorurteile prüfen und zu Heilpraktikern ein angemessenes Verhalten haben.

Den anderen Ärzten können wir einmal ganz deutlich sagen, daß ihr Lamento betreffend die Heilpraktiker völlig überflüssig wäre, wenn sie so gut wären, daß Heilpraktiker überflüssig werden.

Wenn ein Heilpraktiker Schäden verursacht, dann wird das nicht unter den Teppich gekehrt. Dafür sorgt die starke Ärztelobby. Gemessen daran, kann man getrost feststellen, daß Heilpraktiker tatsächlich keine Gefahr für die Volksgesundheit sind.

Die meisten Patienten kommen zu uns, nachdem sie verschiedene ärztliche Behandler konsultiert hatten. Daß wir trotzdem vielen helfen können, ist Qualitätsmerkmal genug.

Großen Anteil daran hat sicherlich die Augendiagnose, die uns einen großen Vorsprung sichern kann. Wir betrachten den Patienten, nicht den Fall, und können so eine Behandlung einleiten, von der Pastor Felke schon sagte:

Die Iris diktiert das Rezept!

Damit meinte er, daß die vielen Hinweise, die die Irisdiagnose bietet, auch Behandlungen möglich macht, an die man sonst nicht gedacht hätte. Die große Stärke der Augendiagnose – neben der Konstitutionserkennung –

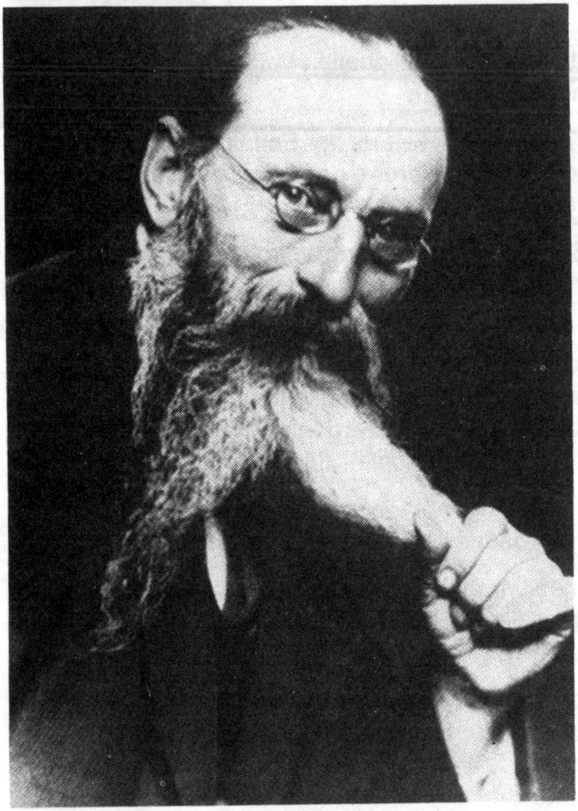

Abbildung 1: Pastor Felke

Den Pionier der Irisdiagnose verklagte die Schulmedizin stellvertretend für die Naturheilkunde.

besteht darin, daß sie uns Hinweise gibt für mögliche Ursachen. Deshalb wird sie ja auch Hinweisdiagnostik genannt.

Ich wünsche Ihnen, daß Sie ebensoviel Spaß an der Augendiagnose haben wie ich und damit Ihren Patienten viel nützen können – ob als Arzt oder Heilpraktiker!

4. Geschichte der Irisdiagnostik

Die Augen haben Menschen schon immer beachtet. Unser leitungsfähigstes Sinnesorgan ist allein dadurch schon interessant, daß es sich dauernd bewegt.

Ob Humphrey Bogart sagt „Schau mir in die Augen, Kleines", um sein Gegenüber von seinen Absichten zu überzeugen. Ob wir in glückliche oder traurige Augen blicken. Die Augen stehen oft im Mittelpunkt unserer Betrachtung.

Die Augen „sehen" also nicht nur. Sie spiegeln auch etwas wider.

Eine erste Beschreibung der körperlichen Widerspiegelungen hat Philippus Meyens im Jahre 1670 in seinem Werk „Physiognomia medica" gegeben. Er fand schon heraus, daß die im Körper befindlichen Organe ihren Niederschlag in der gleichseitigen Iris finden.

Danach haben sich der ungarische Techniker, Ignaz von Péczely (26.1.1822-12.7.19911), und der schwedische Pastor Liljequist mehr oder weniger gleichzeitig für die Augen interessiert.

Von Péczely veröffentlichte seine Topographie (siehe Abbildung 31 auf Seite 98) 1886 und gilt damit als Begründer der modernen Augendiagnostik.

Pastor Liljequist veröffentlichte 1893 sein Buch „Diagnose aus den Augen". Später stand er mit von Péczely in Verbindung, besuchte ihn einmal in Budapest. Interessant an seiner Topographie (siehe Abbildung 32 auf Seite 99) ist besonders, daß er Prostata und Uterus korrekt an derselben Stelle einzeichnete.

Später kamen eine große Anzahl weiterer Forscher, die die Kenntnisse erweitert haben.

Einer von ihnen war Pastor Felke (7.2.1856-16.8.1926), der seinen Pfarrberuf 1912 wegen des großen Zulaufs an Patienten aufgeben mußte. Felke wurde wegen seiner augendiagnostischen Tätigkeit von den etablierten Medizinern stark angegriffen.

Einer dieser Angriffe war die Anklage wegen fahrlässiger Tötung durch falsche Diagnose und Behandlung. Dieses Gerichtsverfahren (1909) ist als „Felke-Prozeß" in die Geschichte der Irisdiagnostik eingegangen.

Felke wurde freigesprochen. Eigentlich auf der Anklagebank hatte die Irisdiagnostik gesessen. Sie hat durch diesen Prozeß großen (Image-) Schaden erlitten.

Die Bedingungen des Prozesses waren absurd. Felke mußte zwanzig vermummte Patienten irisdiagnostisch untersuchen, mit denen er kein Wort wechseln durfte.

So hatte Felke die Augendiagnostik nicht gemeint!

Sein Schüler, Heinrich Hense (siehe Kapitel 5, „Heinrich Hense und TRUW", ab Seite 23), hat das Protokoll dieses Prozesses geführt, so daß alle Einzelheiten überliefert sind.

Magdalene Madaus (12.1.1857-3.1.1925) wurde von Felke in die Augendiagnose eingeführt. Sie gründete einen Verband der Iridologen. 1915 veröffentlichte sie ein Buch über die Augendiagnostik. 1920 gründete sie die „Iriskorrespondenz". Ihr Name lebt in der Firma „Madaus" fort.

Ihre Tochter, Eva Flink (3.7.1886-18.9.1959), führte die „Iriskorrespondenz" fort und gab die 3. Auflage des Lehrbuches ihrer Mutter heraus.

Rudolf Schnabel (2.1.1882-6.6.1952) war ein fleißiger Forscher der Irisdiagnostik. Durch seinen Vormund machte er die Bekanntschaft Pastor Felkes. Sein 1915 erschienenes erstes Buch „Das Auge als Gesundheitsspiegel" brachte ihm den Verweis von der Universität Zürich, an der er Naturwissenschaften studierte.

Er gründete in München das „Laboratorium für angewandte ophthalmologisch-physiologische und diagnostische Hilfswissenschaft". Schnabel veröffentlichte eine ganze Reihe von Büchern über die Augendiagnostik. Sein Wirken brachte ihm mehrere Ehrentitel ausländischer Universitäten.

Josef Deck (24.5.1914-1.4.1990) hat sich mit seiner systematischen Irisforschung einen Namen gemacht. Nach dem Krieg begann er im Auftrag von Professor Dr. E. Volhard gemeinsam mit dessen Oberarzt Dr. F. Vida, in den Jahren 1950-1956 mit der klinischen Überprüfung von Irisbefunden.

Besonders bemerkenswert sind seine fotografischen Arbeiten, insbesondere die Sektorfotografie, die er perfektionierte wie kein anderer. Seine grundlegenden Werke sind „Grundlagen der Irisdiagnostik" und „Differenzierung der Iriszeichen" (siehe Kapitel 29, „Literatur", ab Seite 237).

Bereits 1952 begründete er seine später im In- und Ausland berühmten „Ettlinger Internationale Kurse für Irisdiagnostik", die seit seinem Tod fortgesetzt werden vom Pastor Felke Institut (siehe Kapitel 28, „Fortbildungsmöglichkeiten", ab Seite 236).

Die Schwierigkeiten sind im Anfang der Forschung besonders groß. Man kann nur einen Weg gehen: Man hat einen Patienten mit einer bestimmten Erkrankung und schaut sich die Iris an, welche Zeichen dafür sprechen könnten.

Hinzu kommen eine ganze Reihe theoretischer Überlegungen. Wenn sich alle Organe des Körpers in der Iris zeigen, dann muß es eine Ordnung geben.

Für die meisten Organe ist diese Ordnung inzwischen festgelegt. Trotzdem gibt es noch beträchtliche Unterschiede in den Topographien, die die Gegner der Irisdiagnose als Anknüpfungspunkt für ihre Kritik sehen.

Ein Grund dafür ist zweifellos der Mangel an Forschungsmöglichkeiten. Nur wenn man die Forschung aus „dem stillen Kämmerlein" des einzelnen Irisforschers in eine Klinik verlegt, wie es Deck und Vida machen konnten, kann man eine ausreichende „Fallzahl" erreichen, um auch seltenere Iriszeichen hinreichend sicher beurteilen zu können.

Daß es dafür keine Forschungsgelder gibt, ist bezeichnend. Die Schulmedizin erhält sich so die Möglichkeit, die Irisdiagnostik in Bausch und Bogen abzulehnen, weil es im wissenschaftlichen Sinn keinen Beweis dafür gibt.

Wer sich mit so etwas beschäftigt – auch als Arzt – ist demzufolge ein Scharlatan. So verkommt die „exakte Wissenschaft" selbst zur Scharlatanerie, weil sie nicht bereit ist, unvoreingenommen Erkenntnisse zu prüfen und einzugestehen, daß nicht alles mit heutigen Mitteln meßbar ist, was trotzdem vorhanden ist.

Uns, die wir uns vielleicht kritisch, aber unvoreingenommen, der Augendiagnose widmen, können diese Dinge kalt lassen. Die Informationen, die wir mittels Irisdiagnose über unsere Patienten erhalten, sind so wertvoll, daß man sich schon nach kurzer Zeit keinerlei Gedanken mehr darüber machen muß, daß es „Wissenschaftler" gibt, die, ohne von der Sache etwas zu verstehen, sie in Bausch und Bogen als „unwissenschaftlich" ablehnen.

Kritik kann nur üben, wer bereit ist, sich einer Sache zu widmen, der sie also kennt.

Wenn Sie dieses Buch durcharbeiten und die Theorie an der Praxis messen, werden Sie feststellen, daß es kaum eine Diagnostik gibt, die besser in der Lage wäre, den hohen Anspruch der Ganzheitsbetrachtung zu erfüllen.

5. Heinrich Hense und TRUW

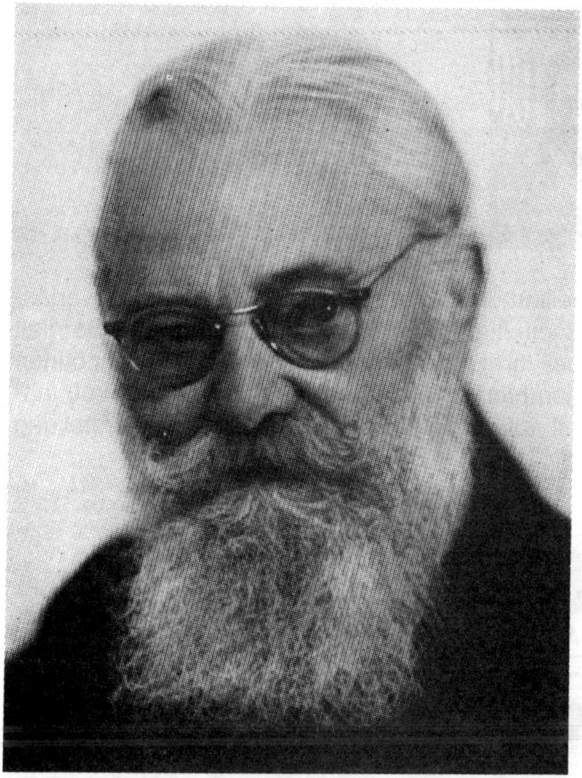

Abbildung 2: Heinrich Hense

Heinrich Hense wurde am 21.2.1868 geboren. Er war ein Schüler von Pastor Felke. Über die Frage, ob man Einzelmittelhomöopathie oder Komplexmittelhomöopathie betreiben müßte, trennten sie sich.

Im Jahre 1907 gründete er die Firma Heinrich Hense, pharmazeutische Fabrik, in Krefeld. Ziel seiner Firmengründung war die fabrikationsmäßige Fertigung der Arzneimittel, mit denen er jahrelang erfolgreich therapiert hatte. Es handelte sich um homöopathische Komplexmittel und Spezialpräparate. Auch nach der Firmengründung widmete Heinrich Hense stets einen Großteil seiner Zeit der Ausübung seiner Naturheilpraxis. Er war bis kurz vor seinem Tod im Jahre 1955 ein erfolgreicher und angesehener Therapeut.

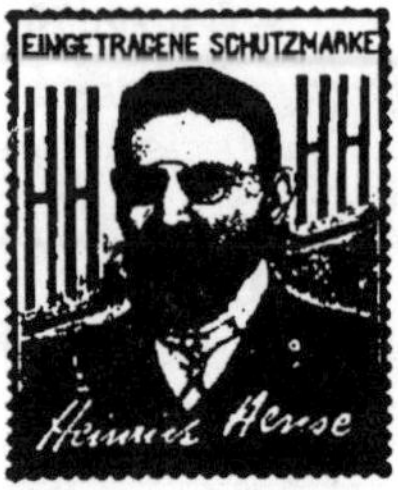

Abbildung 3: Die erste Schutzmarke TRUW

Die Anforderungen naturheilkundlich interessierter Kreise an die zuverlässige Wirkung solcher Arzneimittel konnten nur durch äußerste Sorgfalt und Gewissenhaftigkeit bei ihrer Fertigung erfüllt werden. Die nötigen Kenntnisse und Erfahrungen hierzu hatte sich Heinrich Hense durch jahrelange praktische Tätigkeit auf dem Gebiete der Arzneimittel-Herstellung erworben.

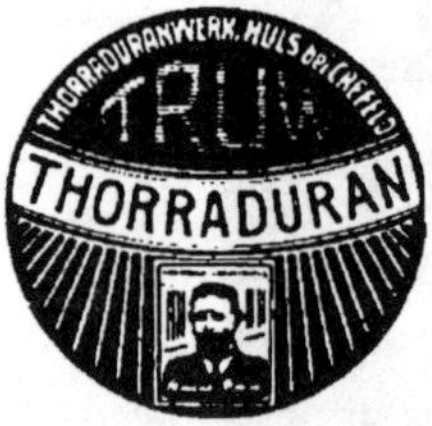

Abbildung 4: Die zweite Schutzmarke TRUW

Die um die Jahrhundertwende sich überstürzenden neuen Erkenntnisse und Forschungsergebnisse auf dem Gebiet der Röntgenstrahlen und radioaktiven Elemente hatte Heinrich Hense mit besonderer Aufmerksamkeit verfolgt. Ihre Bedeutung für die Heilkunde konnte seinem stets forschenden und kritischen Geist nicht entgehen. In Übereinstimmung mit der bei ihm tief verankerten Überzeugung von der Wertbeständigkeit des biologischen Grundgesetzes und der Oligodynamik der Arzneimittelreize hat er Nutzen und Vorteile der ionisierenden Strahlen für die Therapie in der Schwachdauerbestrahlung gesucht. Aufgrund dieser Gedankengänge hat er schon 1908 sein erstes radioaktives Präparat in den Arzneimittelschatz eingeführt, das er Thorraduran nannte, weil die strahlenaktiven Komponenten Thorium, Radium und Uran waren. Mit der Herstellung von

Thorraduran aus Uranpechblende war das Problem der Dauerhaftigkeit und gleichbleibenden Stärke eines radioaktiven Präparates zur therapeutischen Verwendbarkeit bewältigt. Heinrich Hense hat bald darauf die Firma in „Thorraduranwerk H. Hense" umbenannt und unter dieser Bezeichnung eintragen lassen. 1925 wurde sie in eine Kommanditgesellschaft umgewandelt.

Abbildung 5: Eine alte Schutzmarke TRUW

Die erhebliche Geschäftsausdehnung schon bald nach Gründung der Firma machte größere Arbeitsräume erforderlich. Aus diesem Grunde wurden in Krefeld-Hüls neue Fabrikationsgebäude errichtet. Die Wirren zweier Weltkriege und deren Folgen wurden, nicht zuletzt durch den unermüdlichen persönlichen Einsatz des Firmengründers und seines Sohnes Heinrich Hense junior, trotz großer Schwierigkeiten überstanden.

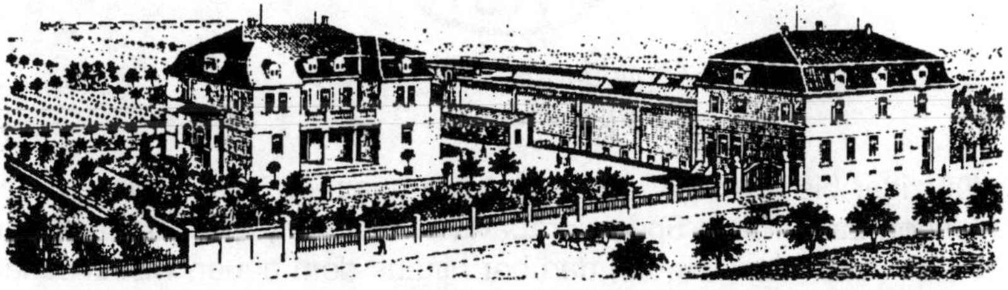

Abbildung 6: Die TRUW-Werke 1914

Nach Kriegsende 1945 zog sich Heinrich Hense von der Geschäftsführung zurück. Sein Sohn Heinrich Hense jr., der beide Weltkriege an der Front mitgemacht hatte, übernahm die alleinige Leitung des Betriebes. Mit großem Engagement stellte er alte Geschäftsverbindungen wieder her und baute neue aus. Leider war es ihm nur kurze Zeit beschieden, das Unternehmen zu leiten.

Abbildung 7: Noch heißt TRUW Thorraduranwerk

Nach seinem Tode im Jahre 1952 ging die Geschäftsführung der Thorraduranwerk Hense KG über auf Frau Heinrich Hense jr. und ihren Sohn Hartmut Hense, der bis 1986 alleiniger persönlich haftender Gesellschafter und Geschäftsführer des Unternehmens war.

Durch die im Jahre 1961 erlassene Strahlenschutz-Verordnung wurde der Vertrieb radioaktiver Arzneimittel erheblich eingeschränkt und später unmöglich gemacht, was zwangsläufig zu großen therapeutischen und wirtschaftlichen Verlusten führen mußte. Die Thorraduranwerk Hense KG wurde1966 in TRUW-ARZNEIMITTEL HENSE KG umbenannt.

Abbildung 8: Eine weitere Schutzmarke

Die fünfziger bis siebziger Jahre standen ganz im Zeichen von Neuentwicklungen zahlreicher Spezialpräparate. Alte, lange Zeit bewährte und erprobte Arzneimittel wurden darüber hinaus dem neuen wissenschaftlichen Erkenntnisstand angepaßt.

Wesentlich geprägt wurden diese Arbeiten durch den Schwiegersohn des Gründers, Dr. med. Leo Neuer, der im Jubiläumsjahr sein 90. Lebensjahr vollendete, sowie den Apotheker und Arzt, Dr. Lothar Hense, einem Bruder von Hartmut Hense.

Um Forschung und Entwicklung den heutigen Anforderungen anzupassen, mußten verschiedene Erweiterungen und Modernisierungen der Betriebsgebäude durchgeführt werden.

So verfügt die Truw-Arzneimittel GmbH über eine allen Anforderungen entsprechende galenische Abteilung. In ihr werden sämtliche Herstellungsverfahren nach den anerkannten Regeln durchgeführt. Alle für die Truw-Composita und Spezialpräparate benötigten Tinkturen werden in eigener Tinkturen-Abteilung überwiegend aus Frischpflanzen hergestellt. Schwerpunkte der Tinkturenbereitung bilden Echinacea angustifolia, Convallaria, Hippocastanum und Solidago.

Ein analytisches Labor mit hohem Standard in der apparativen Ausstattung wurde angegliedert und ermöglicht so eine sichere Kontrolle sämtlicher Ausgangsstoffe und Endprodukte.

Abbildung 9: TRUW-Logo bis in die 80er Jahre

Das im Jahre1977 verliehene GMP-Zertifikat ist die offizielle Anerkennung für die Bemühungen des Unternehmens, durch stete Anpassung an zeitgemäße Herstellungs- und Kontrollverfahren die Qualität der Truw-Arzneimittel zu gewährleisten.

Abbildung 10: TRUW-Logo heute

1986 wurde Truw an die Hormonchemie verkauft. Zu dieser Zeit wurden wieder viele Seminare über das Heilsystem Truw durchgeführt.

1989 ging die Firma wieder in Familienbesitz über. Unter einem Dach findet sich jetzt in Köln die Verwaltung der Firmen Truw und Mauch. Der Geschäftsführer, Volkmar Friemel, hat so Pastor Felke (Mauch) und seinen Schüler Heinrich Hense wieder zusammengeführt.

Der Vertrieb und die Fertigung für beide Firmen befindet sich in Krefeld, dem Stammsitz der Firma Truw.

Die berühmten Truw-Irisbriefe (Nr. 23 im Literaturverzeichnis auf Seite 240) sind in einer überarbeiteten Auflage neu als Loseblattsammlung erschienen und werden künftig regelmäßig aktualisiert.

6. Anatomie & Physiologie des Auges

Das Auge besteht aus **drei Hüllen**:

- Lederhaut
- Aderhaut und
- Netzhaut

sowie **drei Räumen**:

- Vordere Augenkammer
- hintere Augenkamme
- Glaskörper

Zu den **Adnexe**n (Anhangsorganen) gehören

- Augenbrauen
- Lider mit Anhangsorganen
- Augenmuskeln

Legende zu Abbildung 11:

1. Oberer gerader Augenmuskel
2. Oberer Rand der Augenhöhle (Orbita)
3. Oberlid mit Muskeln und Bindehautfalte
4. Kornea, Hornhaut
5. Vordere Augenkammer
6. Lens, Linse
7. Ziliarkörper mit Zonulafasern zur Betätigung der Linse. Wenn die Ziliarmuskeln sich entspannen, ziehen die Zonulafasern an der Linse. Sie wird flach. Die Augen sind auf Fernsicht eingestellt. Bei Anspannung der Ziliarmuskeln ergibt sich ein Muskelbauch. Die Zonulafasern erschlaffen. Die Linse krümmt sich. Die Augen sind auf Nahsicht eingestellt.
   Der Ziliarkörper produziert das Kammerwasser. Es fließt an Linse und Iris (Linsen-Iris-Diaphragma) in die vordere Augenkammer hinein.
8. Im Kammerwinkel befindet sich der Abfluß für das Kammerwasser (Schlemmscher Kanal), ein lockeres Gewebe, daß in die Kammervenen mündet. Bei extremer Pupillenweitstellung kann es zu Abflußstörungen kommen, die den Augeninnendruck erhöhen.

Abbildung 11: Anatomie des Auges

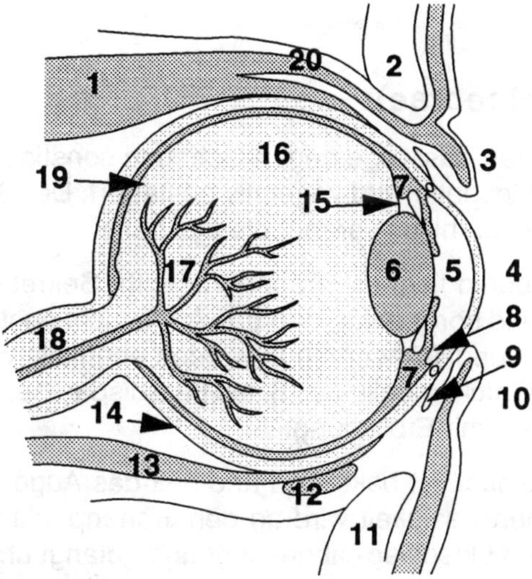

9. Falte der Bindehaut. Sie ermöglicht die Beweglichkeit des Augapfels und verhindert gleichzeitig, daß Fremdkörper und Krankheitskeime hinter den Augapfel gelangen können.
10. Unterlid mit Muskulatur und Bindehaut
11. Unterrand der Augenhöhle (unterer Orbitalrand)
12. Unterer schräger Augenmuskel
13. Unterer gerader Augenmuskel
14. Lederhaut (äußere Augenhülle)
15. Zonulafasern
16. Glaskörper
17. Blutgefäße, die die innere Schicht der Netzhaut versorgen
18. N. Opticus, Sehnerv (zweiter Hirnnerv) mit Blutversorgung der inneren Netzhautschicht
19. Aderhaut und Netzhaut
20. Lidheber

6.1 Augenbrauen

Wenn man die Augenbrauen genau betrachtet, stellt man fest, daß sie nach außen wachsen. So dienen sie zur Ableitung von Schweiß, damit er nicht in die Augen rinnt. Allzu perfekt funktioniert das allerdings nicht, wie man leicht merkt, wenn man schwitzt.

6.2 Lider (Palpebrae)

Die Lider schützen das Auge gegen Licht und sonstige Fremdeinwirkung. Die Größe der Lidspalte wird vegetativ gesteuert. Der Sympathikus erweitert, der Parasympathikus verengt die Lidspalte.

Temporal im Oberlid liegt die Tränendrüse. Ihr Sekret wird über den Lidschlag verteilt und sorgt dafür, daß das Auge nicht austrocknen kann. Lidschlaghäufigkeit und Tränenmenge werden ebenfalls vegetativ gesteuert. Ist ein Lidschluß nicht möglich, z. B. bei Fazialisparese, droht ein Austrocknen der Hornhaut mit Erblindung.

Die Tränenflüssigkeit ist bakterizid und hält das Auge keimfrei. Die überschüssige Tränenflüssigkeit wird an den Tränenpünktchen mittels Unterdruck (durch den Lidschlag) abgesaugt und gelangt über den Tränen-Nasen-Kanal in den unteren Nasengang. Dadurch kommt es beim Weinen zum Naselaufen. Im „Normalbetrieb" hilft die Tränenflüssigkeit, die Nasenschleimhaut feucht zu halten.

Die Wimpern sollen Insekten und sonstige Grobfremdkörper vom Auge fernhalten.

In den Lidern befinden sich Meibohmsche Drüsen, die ein talgähnliches Sekret bilden, mit dem die Lidränder eingefettet werden. Das Fett ist wasserabweisend und verhindert normalerweise das Überlaufen der Augen.

Bei Verlegung der Ausführungsgänge bilden sich die schmerzlosen „Hagelkörner". Die schmerzhaften „Gerstenkörner" entstehen bei Vereiterung der Mollschen Wimperndrüsen (Glandulae ciliares). Hierbei handelt es sich um tief im Lidrand gelegene Schweißdrüsen, die in die Haarbälge der Wimpern münden.

6.3 Tränenorgane

Zu den Tränenorganen gehören die Tränendrüsen im Oberlid, das Tränenwärzchen, die beiden Tränenpünktchen (eins im Ober-, eins im Unterlid) mit Tränenröhrchen, der Tränensack und der Tränen-Nasen-Kanal, der die überschüssigen Tränen in die untere Nasenmuschel transportiert.

Die Tränen befeuchten, reinigen und ernähren die Hornhaut. Sie halten das Auge und die Tränengänge keimfrei durch Lysozyme und sind Teil des vom Trigeminus ausgelösten Schutzmechanismus mit Lidschluß, Lidkrampf, Lichtscheu und Tränen infolge Irritation von Binde- oder Hornhaut.

6.4 Augapfel (Bulbus oculi)

Der Augapfel besteht aus drei Hüllen. Die Lederhaut gibt dem Augapfel Festigkeit und Schutz, die Aderhaut sorgt für die Blutversorgung, die Netzhaut dient der eigentlichen Sehfunktion.

6.5 Bindehaut (Konjunktiva)

Die Conjunctiva tarsi ist mit dem Lid fest verwachsen, während die Conjunctiva bulbi nur lose mit der Unterlage verbunden ist. Unter der Bindehaut des Lides sieht man die Meibohmschen Drüsen durchschimmern. Die Bindehaut des Augapfels ist nur locker verbunden, damit der Augapfel größtmögliche Beweglichkeit bekommt.

Wegen des lockeren Gewebes bilden sich hier leicht Ödeme und größere, aber harmlose Blutungen.

6.6 Hornhaut (Kornea)

Die Hornhaut hat einen Durchmesser von 11 mm und eine Brechkraft von 43 Dioptrien[1]. Die Dicke beträgt in der Mitte etwa 0,7 mm, am Rand 1,1 mm.

Die Ernährung erfolgt vom Limbus corneae, dem Hornhautrand, aus, zum Teil vom Kammerwasser und von der Tränenflüssigkeit.

Die Hornhaut besteht aus einem mehrschichtigen, nicht verhornenden Plattenepithel außen, der Bowmannschen Membran, dem Hornhautparenchym mit Hornhautzellen und Kittsubstanz. Das Parenchym ist bradytroph, hat also keine eigenen Blutgefäße. Es macht 90% der Dicke der Hornhaut aus. Innen schließt die sehr widerstandsfähige und dehnbare Descemetsche Membran an. Das einreihige Endothel versorgt das Parenchym über das Kammerwasser.

Jede Vaskularisation der Hornhaut ist krankhaft.

6.7 Lederhaut (Sklera)

Die Liderhaut als derbes, bradytrophes Bindegewebe dient dem Schutz des Auges. Im Alter kommt es zu Fetteinlagerung (Lipoidhügel, Seite 172) und zur Graufärbung.

Zwischen Leder- und Bindehaut befindet sich lockeres Bindegewebe, das Episklera heißt.

Nach vorne geht die Lederhaut in die Hornhaut über.

6.8 Linse (Lens)

Die Linse hat einen Äquatordurchmesser von ca. 10 mm, eine Dicke von 3,5 mm, ein Gewicht von 0,3 g und im akkomodationslosen Zustand eine Brechkraft von 16 Dioptrien. Sie hat weder Nerven noch Blutgefäße. Die Versorgung erfolgt durch Diffusion aus dem Kammerwasser.

Die Linse besteht aus Kapsel, Rinde und Kern. Da während des gesamten Lebens neue Linsenfasern gebildet werden, aber keine Gewebsabstoßungen vorkommen, verdickt sich die Linse langsam aber ständig. Zunächst wird die Gewebszunahme durch Wasserabgabe, später durch Verdichtung ausgeglichen. Der Kern nimmt dabei immer mehr an Dicke zu. Da-

1. Dioptrie (D) = Brechkrafteinheit (BKE). Dioptrie ist die Maßeinheit (Symbol dpt, dptr) für die brechende Kraft optischer Medien. Es ist der Kehrwert der in Metern gemessenen Brennweite (D = 1/f). Zum Kennzeichnen von Konvex- und Konkavgläsern auf Rezepten wird ein Plus- oder Minuszeichen vorgesetzt.

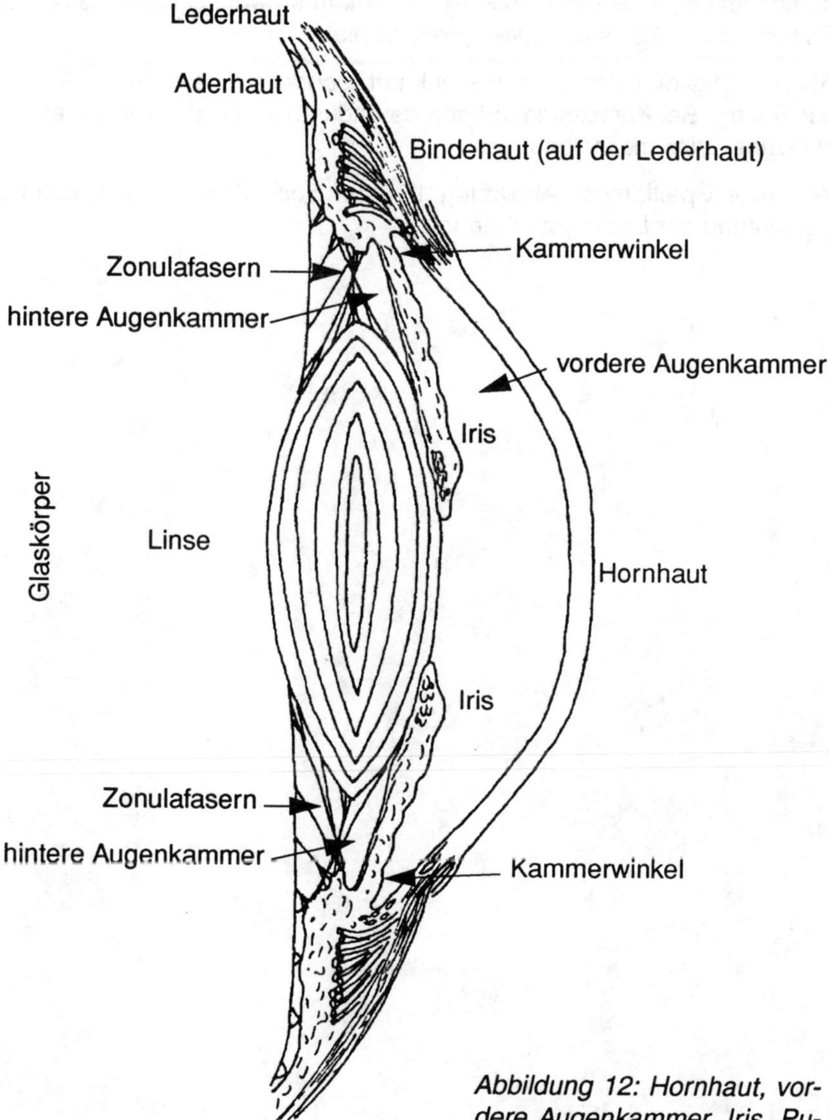

Abbildung 12: Hornhaut, vordere Augenkammer, Iris, Pupille, Ziliarkörper, Linse

durch kann sich die Linse im Alter nicht mehr so wölben (Linsensklerose). Es kommt zur Alterssichtigkeit (Presbyopie).

Alterssichtigkeit ist also nicht krankhaft, sondern eine normale Alterserscheinung. Bei Kurzsichtigen kann es dadurch sogar dazu kommen, daß sie keine Brille mehr benötigen.

Wer eine Spaltlampe (Abbildung 164 auf Seite 213) benutzt, kann die Schichtung der Linse gut erkennen.

6.9 Gefäßhaut (Uvea) mit Regenbogenhaut (Iris), Ziliarkörper und Aderhaut

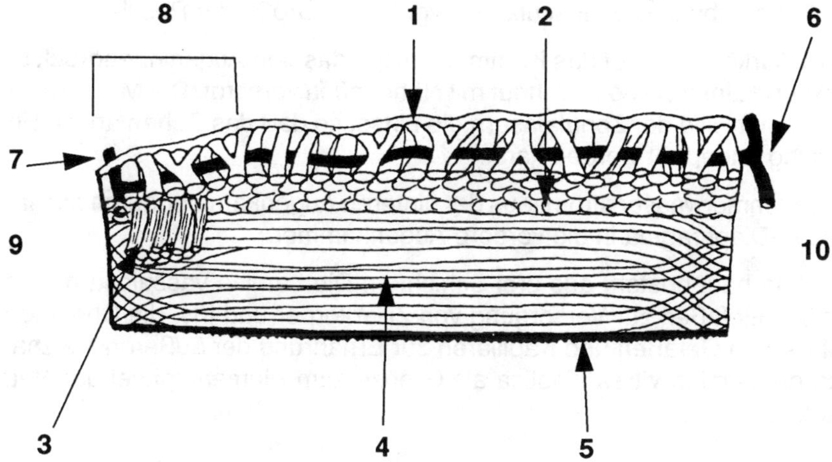

Abbildung 13: Die Schichten der Iris

Legende zu Abbildung 13:

1. Irisepithel
2. Irisstroma
3. M. sphincter pupillae
4. M. dilatator pupillae
5. Pigmentblatt
6. Circulus arteriosus iridis major (Großer arterieller Iriskreislauf)
7. Circulus arteriosus iridis minor (Kleiner arterieller Iriskreislauf)
8. Bereich der Krause
9. Pupille
10. Ziliarrand

Der vordere Teil der Gefäßhaut ist die Iris mit dem Ziliarkörper, der hintere die Aderhaut.

Die Iris ist eine Lichtblende. Sie besteht aus dem lückenhaften Irisepithel, dem mesodermalen vorderen Stromablatt und dem hinteren ektodermalen Pigmentblatt. Die Muskulatur sorgt für die Größe der Pupille.

Der Ziliarkörper bildet das Kammerwasser, das den Augeninnendruck bewirkt und Linse sowie Hornhaut mit Nährstoffen versorgt. Die Muskeln verstellen mit Hilfe der Zonulafasern die Linse, so daß das Sehen an die Entfernung angepaßt werden kann.

Das Kammerwasser strömt aus der hinteren Augenkammer durch das Iris-Linsen-Diaphragma in die vordere Augenkammer.

Die Aderhaut besteht aus drei Schichten: Die Lamina vasculosa mit den großen Gefäßen zur Versorgung von Ziliarkörper und Iris, die Chorioidea mit kleinen Gefäßen und Kapillaren zur Ernährung der äußeren Netzhaut und die Lamina vitrea elastica als Grenze zum Pigmentepithel der Netzhaut.

6.10 Pupille

Die Größe der Pupille wird bestimmt durch die Muskulatur in der Iris: vom Parasympathikus wird der kreisförmig verlaufende M. sphincter pupillae betätigt, vom Sympathikus wird der radiäre M. dilatator pupillae gesteuert.

6.11 Vorderkammer

In der Vorderkammer zirkuliert das im Ziliarkörper gebildete Kammerwasser durch Wärmeströmung, um im Kammerwinkel über Trabekelsystem, Schlemmschen Kanal, Kammerwasservenen und episklerale Venen abgeführt zu werden.

Die Verengung oder Verlegung des Kammerwinkels führt zum Glaukom (siehe Seite 47).

6.12 Hinterkammer

Die Hinterkammer erstreckt sich zwischen Glas- und Ziliarkörper. Das dort produzierte Kammerwasser gelangt zwischen Linse und Iris in die Vorderkammer.

6.13 Glaskörper (Korpus vitreum)

Der Glaskörper nimmt etwa zwei Drittel des Augapfels ein. Er besteht aus einer gallertartigen Masse mit einem feinen Stützgewebe, die weder Gefäße noch Nerven enthält.

Im Glaskörper können sich Höhlen bilden, die mit klarer Flüssigkeit gefüllt sind. Das geschieht vorzugsweise im Alter. Auf das Sehen hat das keinen Einfluß. Ebenso können sich Einlagerungen bilden, die das Sehen kaum beeinflussen.

6.14 Augenhintergrund mit Netzhaut (Retina) und Aderhaut (Chorioidea)

Die Netzhaut dient der Wahrnehmung von Licht. Die Betrachtung der Netzhaut kann wichtige Aufschlüsse über den Zustand der kleinen Blutgefäße im Organismus geben. Nirgends sonst sind sie zu beobachten. Die Netzhaut ist so aufgebaut:

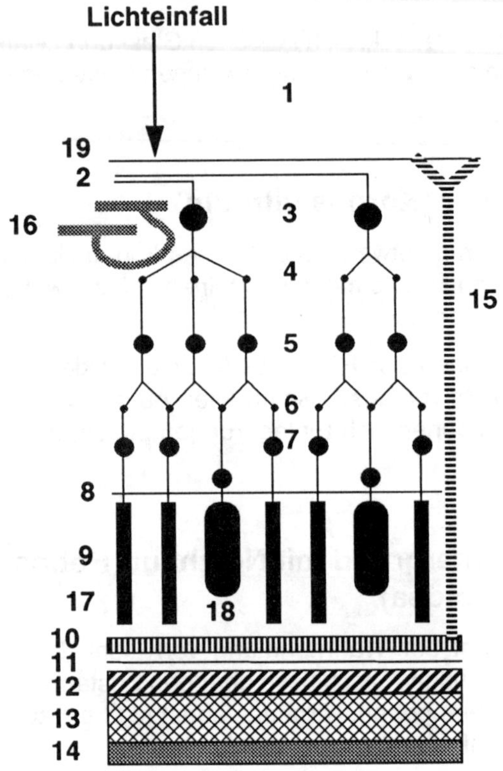

Abbildung 14: Schematische Darstellung der Netzhaut

1. Glaskörper. Von hier kommt das Licht.
2. Nervenfaserschicht. Sie führt die Sinneseindrücke über den Sehnerv ins Gehirn.
3. Ganglienzellschicht. Sie dient wie die innere Körnerschicht (5) zur Verringerung der Informationsmenge.
4. Innere retikuläre Schicht

5. Innere Körnerschicht, dient zur Verringerung der Informationsmenge aus dem Sinneszellen. Diese Schicht wird von den Netzhautgefäßen versorgt (16).
6. Äußere retikuläre Schicht
7. Äußere Körnerschicht
8. Membrana limitans externa
9. Stäbchen (17) für das Schwarzweißsehen und Zapfen (18) für das Farbsehen. Zu beachten ist, daß die lichtempfindliche Schicht der Stäbchen und Zapfen dem Licht abgewandt ist (also zum Pigmentepithel (10) hin zeigt).
10. Pigmentepithel
11. Lamina vitrea (Bruchsche Membran)
12. Choriokapillaris
13. Lamina vasculosa chorioideae
14. Sklera (Lederhaut)
15. Stützzelle
16. Netzhautgefäße und Kapillaren
17. Stäbchen zum Schwarzweißsehen
18. Zapfen zum Farbsehen
19. Membrana limitans interna

Die Aderhaut besteht aus drei Schichten:

1. Lamina vasculosa mit den großen Gefäßen zur Versorgung des Ziliarkörpers und der Iris, zur Entsorgung des Kammerwassers
2. Choriokapillaris mit kleinen Gefäßen und Kapillaren zur Ernährung der äußeren Netzhautschichten
3. Lamina vitrea elastica als Grenze zum Pigmentepithel der Netzhaut

6.15 Augenhöhle (Orbita)

Die Augenhöhle wird von sieben Knochen gebildet, die unten und zur Mitte hin nur etwa 0,3 mm dick sind.

Kiefer-, Keilbein- und Stirnhöhle liegen unmittelbar daneben, ebenso Sinus cavernosus und Hypophyse.

6.16 Sehfunktionen

Es gibt eine Reihe von Sehfunktionen, die sicher stellen sollen, daß das Auge keinen Schaden durch Überbelichtung erleidet und daß die Abbildungsqualität optimal ist.

6.16.1 Akkomodation

Darunter versteht man die Anpassung des Auges an die Entfernung. Dieser Funktion dienen die Ziliarmuskeln. Wenn sie entspannt sind, sehen wir in die Ferne. Die Zonulafasern sind dann gespannt und sorgen dafür, daß die Linse abgeflacht ist.

Wollen wir einen nahe liegenden Gegenstand betrachten, ziehen sich die Ziliarmuskeln zusammen und bilden einen „Muskelbauch". Dadurch werden die Zonulafasern in Richtung Linse bewegt. Die Linse kann sich deshalb ihrer Neigung entsprechend verformen und stellt sich auf das Nahsehen ein.

Die Akkomodation dauert etwa 0,5-1,5 Sekunden. Die Akkomodationsbreite, d. h. die Zunahme der Brechkraft beträgt beim jugendlichen Auge etwa 5 dpt. Beim 45jährigen beträgt sie nur noch ca. 3 dpt, so daß die erste Lesebrille benötigt wird.

6.16.2 Lichtsinn

Hierunter versteht man die Lichtempfindlichkeit des Auges. Ein Teil der Lichteindrücke gelangt in das Zwischenhirn und wirkt bei der Stimmungsbildung mit. An einem sonnigen Tag ist die Stimmung meist wesentlich besser als an trüben, nebeligen Tagen. An solchen Tagen ist die Depressionshäufigkeit wesentlich größer.

6.16.2.1 Adaptation

Dies meint die Anpassung der Lichtempfindlichkeit an die Helligkeit. Die Stäbchen der Netzhaut vermitteln das Dämmerungs-, die Zapfen das Tagessehen. In Dämmerung und Nacht ist nur Schwarzweißsehen möglich.

Die Helladaptation geht blitzartig vor sich, um das Auge zu schützen. Die Dunkeladaptation geht wesentlich langsamer vor sich. Sie steigt zunächst rasch, später langsam an, so daß die maximale Dunkeladaptation erst nach ca. 50 Minuten erreicht ist.

Bei Helligkeit wird sofort die Pupille verkleinert. Wenn viel Licht auf die Rezeptoren trifft, wird viel Sehpurpur verbraucht. Dadurch nimmt die Empfindlichkeit ab.

Bei Dunkelheit erweitert sich die Pupille. Da wenig Licht auf die Sinneszellen fällt, wird wenig Sehpurpur verbraucht. Er reichert sich an und verbessert das Dunkelsehen.

Bei Vitamin A-Mangel ist das Dunkelsehen gestört (verminderte Aufnahme aus dem Darm, Leberstörungen, schlechte Ernährung?).

6.16.3 Sehschärfe

Die Sehschärfe bezeichnet die Fähigkeit, zwei dicht beieinander liegende Punkte getrennt wahrzunehmen. Dieses Auflösungsvermögen beträgt 1 Winkelminute. Es wird durch Sehzeichen (Optotypen) geprüft.

6.16.4 Farbensinn

Er ist die Fähigkeit, Farbton, -helligkeit und -sättigung im Bereich des sichtbaren Lichts (380-780 nm) wahrzunehmen.

6.16.5 Gesichtsfeld

Das Gesichtsfeld ist der Bereich, den man maximal wahrnehmen kann, ohne den Kopf, Rumpf oder Augapfel zu bewegen. Beim Glaukom (siehe

Kapitel 7.8, „Grüner Star – Glaukom", ab Seite 47) wird das Gesichtsfeld immer weiter eingeschränkt.

Das normale Gesichtsfeld beträgt nach temporal mehr als 90°, nach oben und nasal bis 60°, nach unten bis 70°.

Die Prüfung des Gesichtsfeldes wird Perimetrie genannt.

6.17 Sehhilfen

Sehhilfen dienen dazu, Brechfehler des Auges auszugleichen. Sie sind also Krücken oder Prothesen. Tatsächlich haben Aufklärung und vor allem die Industrie in den vergangenen Jahrzehnten dafür gesorgt, Sehhilfen allgemein akzeptabel zu machen. Dies gilt im großen Gegensatz zu Hörhilfen, die trotz aller Aufklärung immer noch als Krücken für „Blöde" gelten.

Als ich im Alter von zehn Jahren meine erste Brille bekam, meinte ich noch, daß das Leben nun für mich zu Ende sein müßte, so sehr habe ich mich geschämt.

Das zeigt, wie wichtig die Aufklärung ist. Eine Brille – wie andere Hilfen auch – sollte nicht negativ, als Krücke, sondern positiv, als Hilfe, vermittelt werden.

6.17.1 Brille

Die Brille wird heute allgemein akzeptiert und teilweise als Modeartikel eingesetzt. Das liegt sicherlich daran, daß ein Großteil der Bevölkerung auf diese Sehhilfe angewiesen ist. Andererseits ist die Brille als Wintersportartikel hoffähig geworden.

Gegenüber Kontaktlinsen haben Brillen gravierende optische Nachteile, aber große Vorteile in der Handhabung.

6.17.2 Kontaktlinsen

Kontaktlinsen sind (fast) unsichtbar. Als neuer Augendiagnostiker darf man sich nicht täuschen lassen. Als ich zum ersten Mal eine Patientin vor dem Irismikroskop sitzen hatte, die eine Kontaktlinse trug, dachte ich an einen neuen „Ring", denn die Ränder der Linsen warfen Schatten. Glücklicherweise erkannte ich meinen Irrtum schnell!

Es gibt auch kosmetische Kontaktlinsen, die Irisfarben vortäuschen. Bitten Sie Ihre Patienten, Kontaktlinsen vor der Irisdiagnose abzulegen.

Optisch bieten Kontaktlinsen gegenüber Brillen gravierende Vorteile. In der Handhabung bieten Kontaktlinsen dagegen wichtige Nachteile.

Harte Kontaktlinsen müssen regelmäßig aus dem Auge entfernt werden, damit die Hornhaut noch ausreichend versorgt werden kann.

Weiche Kontaktlinsen müssen noch sorgfältiger als harte gepflegt werden, damit keine Infektionen entstehen.

Die Reinigungs- und Desinfektionsmittel für Kontaktlinsen können Allergien verursachen, die als Reizung in der Bindehaut (Konjunktivitis) in Erscheinung treten.

Große Vorteile bieten Kontaktlinsen bei Augen, die sehr unterschiedliche Brechkraft haben oder bei starker Kurzsichtigkeit, weil dabei sehr dicke Gläser nötig sind, die das Gesichtsfeld stark einschränken. Sonst sollten Sie zu einer Brille raten (zumindest, wenn mit den Kontaktlinsen Probleme auftreten).

7. Krankheiten des Auges

Wenn wir beim Patienten Irisdiagnose betreiben, müssen wir auch auf eventuelle Krankheiten des Auges achten. Die wichtigsten Störungen finden Sie deshalb im folgenden Kapitel. Trotzdem ist es empfehlenswert, wenn Sie eine spezielle Fortbildung über Augenerkrankungen mitmachen. Ein ausgezeichnetes Buch für den ersten Überblick finden Sie als Nr. 19 im Literaturverzeichnis auf Seite 240.

7.1 Tränenabflußstörungen

Tränenabflußstörungen werden meist durch Verengungen oder Verstopfungen des Abflußkanals im Bereich des Ein- oder Ausganges des Tränensackes bewirkt. Dafür kommen in Frage: Fremdkörper, Pilzwachstum. Eine weitere Möglichkeit sind Lidstellungsanomalien, bei denen das Tränenpünktchen nicht in den Tränensee eintaucht.

7.2 Tränende Augen

Übermäßige Tränenabgabe wegen entzündlicher, chemischer, thermischer, mechanischer oder seelischer Reize oder Abflußbehinderung (siehe Kapitel 7.1, „Tränenabflußstörungen", ab Seite 44)

7.3 Trockene Augen

Verminderte Tränensekretion findet man bei:

- Vitamin A-Mangel
- Einnahme der „Pille"
- als Folge von Altersrückbildungen (Involution)
- Retikulose
- Sjögren-Syndrom. Besonders bei Frauen in den Wechseljahren vorkommende Sekretionshemmung aller Drüsen des Körpers, verbunden mit chronischer Polyarthritis, Anämie, erhöhter Blutsenkung.

Verbunden mit der verminderten Tränensekretion entsteht eine trockene Entzündung der Hornhaut und der Bindehaut. Bakterielle Besiedelung des Tränensackes wird möglich, weil die bakterizide Tränenflüssigkeit fehlt.

7.4 Konjunktivitis – Bindehautentzündung

Die akute oder chronische Bindehautentzündung zeigt folgende Symptome:

- Oberflächliche Gefäßschwellung (konjunktivale Injektion)
- Druck- und Fremdkörpergefühl
- Lichtscheu (Photophobie)
- Lidkrampf (Blepharospasmus)
- Augentränen (Epiphora)
- Schleimhautschwellung (Chemosis) mit zum Teil kleinen Blutungen und leichter Schwellung der Lider
- Schleimig-eiterige Sekretion mit Borkenbildung an den Lidrändern

Als Ursachen kommen in Frage:

- Allergische Reaktionen
- Reaktion bei vielen Allgemeinkrankheiten
- Infektion durch Bakterien oder Viren
- Parasitenbefall

7.5 Hornhautveränderungen

Jede Gefäßzeichnung (Vaskularisation) in der Hornhaut ist krankhaft!

- Entzündungen durch Bakterien (Keratitis) mit Bildung eines Hornhautgeschwürs (Ulcus corneae)
- Pilzbefall, meist durch Schimmelpilze (Keratomykose)
- Viruserkrankungen, insbesondere Herpes corneae
- neurogene Erkrankungen infolge Trigeminusschädigung oder Fazialisparese

- Degeneration: Arcus lipoides, ringförmige Einlagerung von Lipiden bei Fettstoffwechselstörungen. Bei Vorkommen im Alter wird er auch als Arcus senilis, in der Jugend als Arcus juvenilis bezeichnet.

7.6 Lederhauterkrankungen

- Skleritis und Episkleritis mit buckelartigen oder flachen Verdickungen, bei Skleritis tief, bei Episkleritis oberflächlich gelegen, mit ziliarer Injektion. Vorkommen als allergische Erscheinung, aber auch im Zusammenhang mit rheumatischen Erkrankungen.

7.7 Grauer Star – Katarakt

Grauer Star ist die Trübung der Linse. Durch die Herabsetzung der Sehfähigkeit und das Bewußtsein des Fortschreitens der Trübung kommt es häufig zu Depressionen. Die Patienten werden zunehmend daran gehindert, ihr Leben selbständig zu führen. Ohne Hilfe nimmt besonders auch die Verschmutzung der Wohnung zu, weil die Patienten sie nicht mehr erkennen können.

In den letzten Jahren sind die Operationsmethoden wesentlich verbessert und viel schonender geworden, so daß man den Patienten zu dieser Operation im allgemeinen raten sollte.

Neben angeborenen und frühkindlichen Trübungen finden wir:

- Altersstar, bzw. (prä)senile Katarakte in Folge von Einlagerung von Schlackenstoffen in die Linse, Alterung des Linsengewebes, Stoffwechselstörungen und Vererbung.
  Die Trübung ist unterschiedlich stark ausgeprägt, meist beidseitig. Das Voranschreiten kann langsam oder auch sehr rasch sein (dann den Patienten sehr gründlich untersuchen; es besteht dann Verdacht auf eine schwere Allgemeinkrankheit).
- Cataracta complicata als Folge von Augenerkrankungen.
- Katarakte bei Allgemeinleiden:
  - Cataracta diabetica bei Zuckerkrankheit, meist schnell fortschreitend, besonders bei Jugendlichen

- Cataracta tetanica durch Unterfunktion der Nebenschilddrüsen, meist Folge von Schilddrüsenoperationen
- Cataracta myotonica bei Myotonie
- Cataracta syndermatotica bei chronischem Ekzem, Neurodermitis, Sklerodermie, Poikilodermie

7.8 Grüner Star – Glaukom

Grüner Star ist die Erhöhung des Augeninnendruckes. Dieser Erkrankung kommt hohe soziale Bedeutung bei, denn das Glaukom steht an erster Stelle der Blindheitsursache älterer Menschen. Etwa 2% der Menschen nach dem 40. Lebensjahr haben ein Glaucoma simplex (siehe unten), 4% der 70jährigen und gar 7% der 80jährigen.

Durch die Augendruckerhöhung kommt es zu einer Kompression des Sehnerven, so daß sich das Gesichtsfeld von der Peripherie her ständig verkleinert.

Normal sind Augeninnendruckwerte zwischen 10-20 mm Hg (diese Werte sollen heutzutage in Kilo-Pascal (kPa; 1 mm Hg entspricht ≈0,133 kPa) angegeben werden). Der Augendruck schwankt am Tag physiologisch um etwa 4 mm Hg. Die höheren Werte werden meist morgens gemessen.

Der Augendruck wird mit einem Tonometer gemessen. Daneben besteht die Möglichkeit der Palpation. Dabei blickt der Patient nach unten, während der Behandler mit beiden Zeigefingern den Augendruck durch das Oberlid hindurch ertastet. Vergleichend wird bei beiden Augen der Druck palpiert. Dabei sollen die Augäpfel leicht eindrückbar sein.

Die wichtigsten Glaukomformen sind:

- Primäres Glaukom
  - Glaucoma chronicum simplex durch erhöhten Abflußwiderstand im Kammerwinkel (= Weitwinkelglaukom) mit Druckwerten von 24-40 mm Hg. Wegen der geringen Drucksteigerung über einen langen Zeitraum bleibt es zunächst symptomlos. Es verläuft schleichend.
  - Glaucoma chronicum congestivum (chronisches Winkelblockglaukom = Engwinkelglaukom) durch zu engen Kammerwinkel mit Druck-

werten über 40 mm Hg und Schmerzen, Sehminderung und Regenbogenfarbensehen.

- akuter Glaukomanfall (akutes WInkelblockglaukom) mit Druckwerten zwischen 60-80 mm Hg, starken Schmerzen, Sehminderung und Weitpupille.

- Sekundäres Glaukom mit unterschiedlichen Druckwerten durch Augenerkrankungen oder nach Kortikosteroidbehandlung.

7.9 Augensymptome bei Allgemeinerkrankungen

Viele Allgemeinkrankheiten können Augensymptome zeigen. Hier soll nur eine kurze Aufzählung der wichtigsten Möglichkeiten erfolgen:

1. Infektionskrankheiten:
   - Akute Exantheme können zu Konjunktivitis und Keratitis führen.
   - Keuchhusten führt wegen der Hustenanfälle häufig zu Blutungen in Bindehaut, Netzhaut oder Augenhöhle.
2. Hypertonie, Arteriosklerose, Endokarditis und Pulmonalstenose können den Augenhintergrund verändern.
3. Hirnerkrankungen führen zu diversen Sehstörungen.
4. Stoffwechselstörungen können Grauen Star, Hornhautveränderungen, Netzhauterkrankungen und Nachtblindheit (Hemeralopie) bewirken.
5. Vergiftungen führen meist zu einer Störung der Pupillenreaktion und des Sehens
6. Medikamentenschädigungen treten auf durch:
   - Kortikosteroide. Bei intensiver örtlicher Anwendung kann es bereits nach wenigen Tagen zu Hornhautgeschwüren kommen. Auch allgemeine Gaben von Kortikosteroiden schädigen das Auge nach ca. vier Wochen.
   - Resochin zur Malariaprophylaxe führt nach ca. zwölf Monaten zu verschiedenen Augenstörungen, die zunächst noch reversibel sind.
   - Digitaloide führen zur reversiblen Wahrnehmung von blauen Flecken (Zyanopsie).

- Lokalanästhetika, am Auge angewandt, führen zu Hornhautschädigungen.
- Blutdrucksenkende Mittel können bei bereits vermindertem Gesichtsfeld wegen eines Glaukoms zu einem raschen weiteren Gesichtsfeldverlust führen, weil sie die Durchblutung des Sehnerven weiter beeinträchtigen (der Betriebsdruck reicht nicht!).
- Mittel zur Erweiterung der Pupille (Mydriatika) können einen akuten Glaukomanfall auslösen.
- Mittel zur Verengung der Pupille (Miotika) führen bei Glaukompatienten zu einer reversiblen Sehverschlechterung mit Kurzsichtigkeit.
- Alle am Auge angewandten Medikamente können bei Disponierten zu allergischen Reaktionen an Bindehaut und Lidern führen.

8. Was die Augendiagnose untersucht

Augendiagnose in unserem Sinne untersucht nicht das Auge an sich auf örtliche Erkrankungen, sondern sucht nach Hinweisen auf allgemeine Erkrankungen.

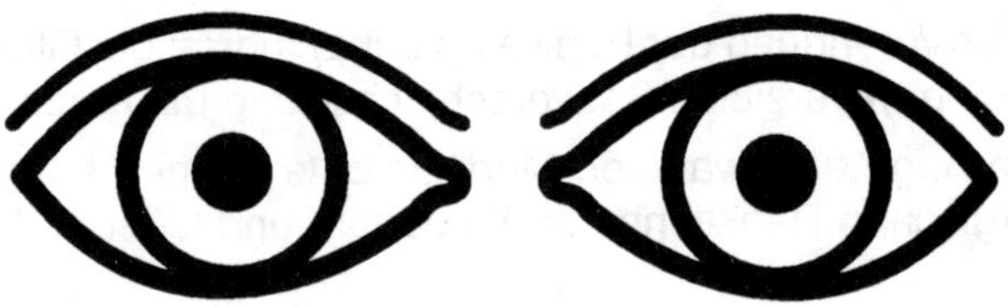

Abbildung 15: Die Augendiagnose untersucht die Iris und die Anhangsgebilde des Auges

Dazu dient das sichtbare Auge mit seinen Anhangsgebilden. Speziell betrachtet wird die Iris (Regenbogenhaut). Hier finden sich Reflexzonen, die

- genetisch bedingte (Strukturzeichen)
- durch Schlackenstoffablagerungen verursachte (Pigmente)
- durch akute Erkrankungen bedingte (reflektorische Zeichen)

Veränderungen zeigen. Wenn man nur die Iris untersucht, spricht man von Irisdiagnose.

In aller Regel dehnt man die Untersuchung aber auf Zeichen auch außerhalb der Iris aus:

- Lumenphänomene sind Zeichen für Veränderungen der Linse oder des Kammerwassers
- sich deutlich abzeichnende Gefäße in der Bindehaut und Sklera deuten auf Reizungen (wie z. B. Allergien oder durch Kosmetika), Tränenmangel, Stauungen im Kreislauf etc. hin

- Fetteinlagerungen in der Sklera oder an den Augenlidern sind Hinweise für schwere (Fett-)Stoffwechselstörungen
- verklebte Wimpern oder Bläschen in der Tränenflüssigkeit können ein Zeichen für Pilzbesiedelung des Darmes sein
- Ödeme der Tränensäcke deuten auf Nierenprobleme

Tatsächlich wird die Iris- oder Augendiagnose nie als alleinige Diagnoseform betrachtet. Man wird immer alle Informationen hinzuziehen, die man durch seine Sinne vom Patienten erhält. Bei Bedarf wird man auch zusätzliche Untersuchungen durchführen oder veranlassen.

Die Grundregel heißt:

- Organe, die sich rechts im Körper befinden, zeichnen sich in der rechten Iris ab
- Organe, die sich links im Körper befinden, zeichnen sich in der linken Iris ab
- Organe, die in der Mitte liegen oder beidseitig vorhanden sind, bilden sich in beiden Iriden ab.

9. Ratschläge für den Anfänger

Pastor Felke hat einmal gesagt:

„Am ersten Tag setzt man sich mit Mut hin, um die Augendiagnose zu erlernen,

am 2. Tag meint man, nicht recht schlau daraus zu werden,

am 3. Tag möchte man gerne aufhören, und plötzlich,

am 4. Tag geht einem ein Licht auf... und es reicht für den Hausgebrauch."

Tatsächlich gibt es so viele Zeichen in der Iris und am Auge, daß man leicht den Wald vor lauter Bäumen nicht mehr sieht. Für den Anfang lautet daher die Devise:

- **Haben Sie Mut zur Lücke!**

Das soll heißen, daß Sie sich zunächst nur um die wichtigsten Zeichen kümmern sollten. Sobald Sie diese beherrschen, nehmen Sie weitere hinzu. Die wichtigste Information, die uns die Iris liefert, ist die

- Erkennung der Konstitution (siehe Kapitel 12, „Die Konstitution", ab Seite 63)

Im Rahmen der Ganzheitsbetrachtung liefert uns die Iris mit der Konstitution bereits eine Fülle von Informationen über den Patienten und seine grundsätzliche Krankheitsneigung.

Mit dieser Information können Sie schon die Basisbehandlung einleiten, indem Sie ein Konstitutionsmittel verordnen. Näheres über die Behandlung lesen Sie in Nr. 23 im Literaturverzeichnis auf Seite 240 und in diesem Buch ab Seite 196.

Im nächsten Schritt beschäftigen Sie sich mit der

- Topographie der Iris (siehe Kapitel 13, „Die Topographie der Iris", ab Seite 91)

Dazu ist es nicht notwendig, gleich die ganze Topographie im Kopf zu haben. Vielmehr ist es wichtig, hier erst einmal in großen Linien zu denken und sich die Lage der hauptsächlichen Organe zu merken.

Wenn Sie die Lage der wichtigsten Organe kennen, können Sie sich dem nächsten Schritt zuwenden, der

- Erkennung der Disposition

Die Dispositionen erkennen Sie über die Strukturzeichen (siehe Seite 142) in der Iris. Danach folgt die

- Erkennung der Giftstoffbelastung

Die Giftstoffbelastung erkennen Sie anhand der Pigmente (siehe Seite 156). Schließlich folgt die

- Erkennung des aktuellen Zustandes

über die reflektorischen Zeichen (siehe Seite 151).

Besonders wichtig ist dabei immer, sich vor Augen zu halten, daß die Iris alle *Möglichkeiten* zeigt, unabhängig davon, ob sie auch eintreten werden. Ob sie jemals eintreten, hängt von der Lebensweise des Patienten ab – und von Ihrer Behandlung.

In diesem Zusammenhang spricht man auch vom „Zeitfaktor in der Iris". Anlagebedingte „Krebszeichen" sind also von Kindheit an vorhanden. Kommt der Patient jetzt zu uns, besitzt er dieses Zeichen vielleicht schon vierzig, fünfzig oder gar sechzig Jahre. Man darf also keinesfalls von diesem einzelnen Zeichen auf eine entsprechende Krankheit schließen, die tatsächlich eingetreten ist.

Vielmehr erhalten wir einen Hinweis auf eine entsprechende Anlage. Es ist nun unsere Aufgabe, andere Hinweise zu finden, die eine Verstärkung oder Abschwächung bedeuten. Das wird auch „Summationsdiagnostik" genannt. Einzelne Zeichen gewinnen ihre Bedeutung erst durch weitere, die sie verstärken.

Da das zu Anfang nicht immer einfach ist, muß man sich genügend Zurückhaltung auferlegen, um nicht aus einer Fliege einen Elefanten zu machen. Ängstigen Sie niemals Ihren Patienten aufgrund eines einzelnen Hinweiszeichens! Den Schaden, den Sie so möglicherweise anrichten, kann man kaum wieder gutmachen. Ein Beispiel:

Mein Nachbar hat sich bei der Gartenarbeit einen Hexenschuß eingehandelt. Ich biete ihm meine Hilfe an. Aber er möchte unbedingt chiropraktisch behandelt werden. Das kann ich nicht.

Er fährt zu einem Kollegen. Seine Frau, die sich für gesunde Lebensweise sehr interessiert, begleitet ihn. Der Nachbar wird behandelt. Auf den Vorschlag des Kollegen, sie auch einmal augendiagnostisch zu untersuchen, geht seine Frau sofort ein. Nach einem flüchtigen Blick in ihre Augen eröffnet er ihr, daß sie Krebs hätte!

Man braucht nicht viel Fantasie, um sich vorzustellen, welch einen Schock er damit ausgelöst hatte. Sie konnte gerade noch fragen, wo sie Krebs hätte. Der Darm sollte es sein.

Zurück an ihrem Wohnort wollte sie gleich zu mir kommen, um meine Meinung zu erfragen. Ich war aber gerade auf Hausbesuchstour. Als sie über ihr Leben nachdachte, stellte sie fest, daß sie öfter an Völlegefühl leidet. Sie nimmt sich ein Herz, ruft den Kollegen noch einmal an. Sein Kommentar: Dann ist der Krebs wohl schon zum Magen aufgestiegen.

Ich habe mir viel Mühe gegeben und die Frau umfassend untersucht. Aber ihren Verdacht, an der „Diagnose" könnte doch wohl etwas Wahres sein, konnte ich nicht zerstreuen. Dieser Zweifel wird weiter an ihr nagen und vielleicht sogar dazu beitragen, daß sie eines Tages tatsächlich ihren Krebs bekommt.

Dieses Beispiel zeigt allzu deutlich, welchen Schaden man anrichten kann, wenn man stümperhaft „Diagnosen" stellt. Gerade wenn man etwas noch nicht beherrscht, sollte man sich die allergrößte Zurückhaltung auferlegen!

Wer die Augendiagnose beherrscht und einen begründeten Verdacht hegt, wird verantwortungsvoll damit umgehen. Er wird keineswegs seinem Patienten eine Diagnose an den Kopf werfen und ihn dann mit sich und seinen Sorgen alleine lassen.

Das gilt ganz besonders bei einer Erkrankung wie Krebs, die mit allerstärksten Ängsten besetzt ist. Wer hört, daß er an Krebs leidet, nimmt diese Information in der Regel wie ein Todesurteil hin.

Als ich während meiner Ausbildung die Möglichkeit hatte, eine Asienreise zu machen, durfte ich in Osaka an der Internationalen Akupunkturschule hospitieren und anschließend bei einem Akupunkteur in der Praxis zuschauen. Als ich ihn fragte, wie lange ich wohl lernen müßte, um die Akupunktur anwenden zu können, meinte er, daß ich nach der Akupunkturschule (die dauert in Japan drei Jahre) ein paar Jahre in seiner Praxis arbeiten sollte. Dann würde es für den Anfang wohl reichen. Da wußte ich, daß Akupunktur für mich nicht in Frage kommen würde. So geduldig bin ich einfach nicht.

Auch die Augendiagnose lernt man nie aus. Aber wie Pastor Felke schon sagte: „Am 4. Tag reicht es für den Hausgebrauch."

Die Augendiagnose können Sie Stück für Stück für sich entwickeln. Wenn Sie noch keine Praxis haben, machen Sie daraus ein Gesellschaftsspiel. Sie werden kaum jemanden finden, der sich nicht gern in die Augen schauen läßt. Stellen Sie Fragen, zu dem, was Sie sehen. Hüten Sie sich aber vor leichtfertigen Äußerungen!

Wenn Sie schon eine Praxis haben, schauen Sie ohnehin jedem Patienten in die Augen. Vergleichen Sie immer die Anamnese und die sonstigen Untersuchungsergebnisse mit Ihrem Irisbefund. Nach und nach werden Sie „hineinwachsen".

Ganz besonders möchte ich Ihnen die Arbeit mit dem Stern ans Herz legen (siehe Kapitel 21.2, „Die Arbeit mit dem Stern", ab Seite 192). Damit werden Sie schnell verblüffende Erfolge bei Ihren Patienten erzielen können, wenn Sie auch ansonsten die Ratschläge beherzigen, die Heinrich Hense für sein *Heilsystem Truw* aufgestellt hat:

1. Erkennung der Konstitution des Patienten, um das für diese geschaffene Konstitutions-Komplexmittel *Truw* einsetzen zu können.
2. Erfassen der Disposition des Kranken, d. h. Berücksichtigung der durch Vorerkrankungen gesetzten Loci minoris resistentiae[2], um diese mit den entsprechenden *Truw* Komplexmitteln angehen zu können.
3. Eingehen auf die Symptome der klinisch fixierten Erkrankung und damit Verordnung der aus dieser Sicht für notwendig erachteten *Truw* Komplexmittel und *Truw* Spezialitäten.
4. Einleitung einer physikalisch-diätetischen Behandlung mit dem Zwekke, mittels Ableitung – vornehmlich über Niere, Haut, Darm und Atmungsorgane – ein biologisches Gleichgewicht, auch durch des Patienten Mitarbeit wieder herzustellen (siehe Kapitel 22, „Die Iris diktiert das Rezept", ab Seite 196).

2. Loci minoris resistentiae = Stellen verminderter Widerstandsfähigkeit

10. Begriffe der Augendiagnostik

Hier werden die Begriffe erläutert, die Ihnen im Laufe dieses Buches immer wieder begegnen werden. Wenn Sie Begriffe vermissen, schauen Sie bitte in das Stichwortverzeichnis (siehe Seite 241).

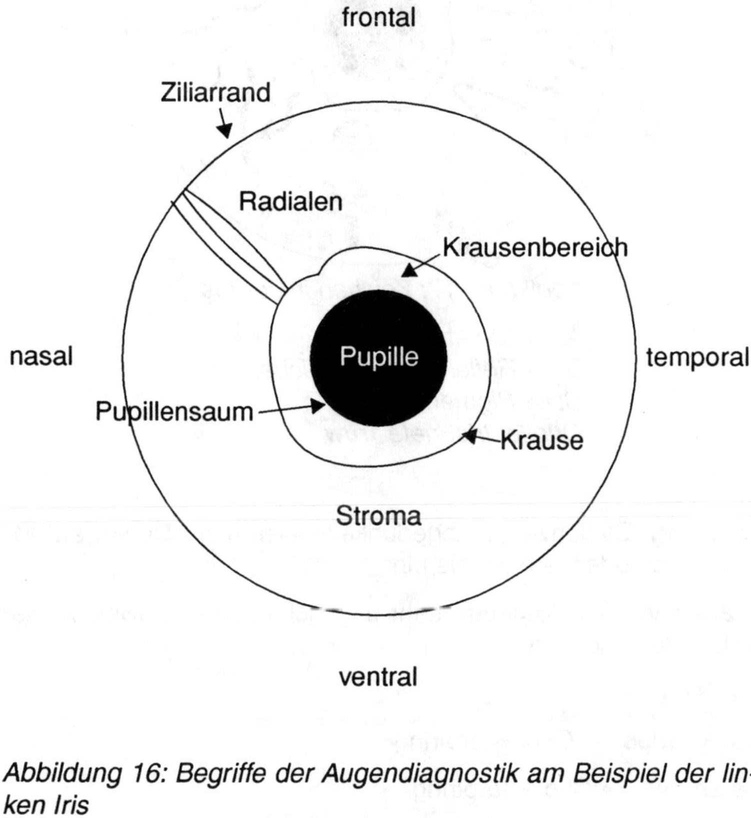

Abbildung 16: Begriffe der Augendiagnostik am Beispiel der linken Iris

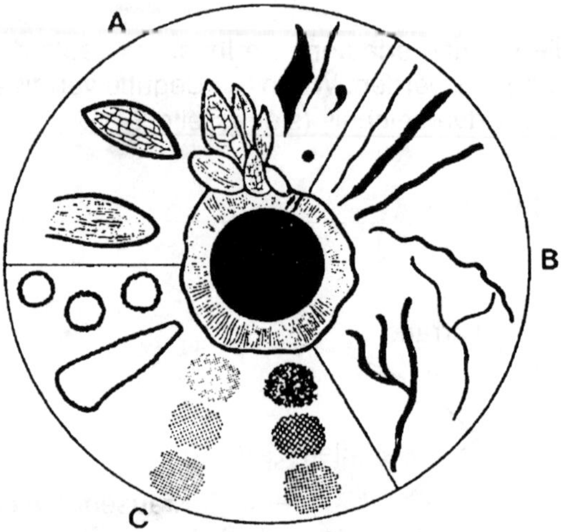

Abbildung 17: Zeichen in der Iris

A: → Strukturzeichen
B: → Reflektorische Zeichen
C: → Pigmente
Quelle: Irisbriefe Truw

Abdunklung: Stellenweise abgedunkelte Irisregion. Deutet auf Minderfunktion oder → Atrophie hin.

Aberration von → Radialen: sehr ungleichmäßiger, abweichender Verlauf der Radialen.

Arcus: Ring

Arcus lipoides: → Cholesterolring

Arcus senilis: → Cholesterolring

Atrophie: Rückbildung, Abnahme

Aufhellung: Stellenweise aufgehellte Irisregion. Deutet auf Reizung oder Überfunktion hin.

Cholesterolring: Verfärbung der Hornhaut über der 5. kleinen Region. Folge tiefgreifender Stoffwechselstörungen.

Ciliarrand: → Ziliarrand

Frontal: Oberer Teil der Iris

Heterochromie: Andersfarbigkeit bestimmter Iristeile.

Irisfasern: → Radialen

Iriskrause: → Krause

Irisstroma: Der Bereich zwischen → Krause und → Ziliarrand.

Kontraktionsfurchen: → Krampfringe

Kontraktionsringe: → Krampfringe

Krampfringe: Zirkulär (kreisförmig) angelegte Ringe im Stroma.

Krause: Der „krause", mehr oder minder gezackte Bereich, der das → Irisstroma vom → Krausenbereich abteilt.

Krausenbereich: Der Irisbereich, der innerhalb der → Krause liegt.

Krausenrand: → Krause

Krausenzone: → Krausenbereich

Lakunen: Auseinanderweichen der → Radiären. Dabei bildet sich ein verdickter Rand aus. In der Lakune kann man in tiefere Irisschichten blicken. Lakunen sind → Strukturzeichen.

Nasal: Zur Nase hin gelegener Teil der Iris

Neuronennetz: Ziliar gelegene, sehr feine Irisfasern, die wie ein Gitter aussehen als Zeichen für Wetterfühligkeit, sensible Person

Pigmente: Angeborene oder erworbene, verfärbte Auflagerung auf der Iris als Zeichen für chronische Intoxikation oder Störungen des Stoffwechsels.

Pupillensaum: Innerer Rand der Iris

Radialen: Besonders im blauen Auge gut sichtbare, radial verlaufende Strukturen des Irisdeckblattes (Irisfaser).

Radiären: anderer Ausdruck für → Radialen

reflektorische Zeichen: Ausdruck von Reizungen bestimmter Organe.

Solarstrahlen: Radiäre Faltenbildung in der Iris, die wie Sonnenstrahlen aussieht.

Stroma: → Irisstroma

Strukturzeichen: genetisch angelegte Organschwächezeichen, z. B. Lakunen oder Waben

Temporal: Zur Schläfe hin gelegener Teil der Iris

Tophus (Mehrzahl: Tophi): Wölkchen. Dabei verdichten sich die für die lymphatische Konstitution charakteristischen Fasern (→ Radiären) zu Knötchen oder Wölkchen, die nicht scharf begrenzt sind.

topolabil: Nicht auf das Organ in der Iris bezogen, das an dieser Stelle zu finden ist.

topostabil: Auf das Organ bezogen, das an dieser Stelle in der Iris zu finden ist.

Transversale: Nicht radial verlaufende Irisfaser, oft zart oder mit → Vaskularisierung, die über oder unter normal verlaufenden Radialen liegt.

Vaskularisierung: → Vaskularisation

Vaskularisation: Sichtbare Blutgefäße, radial oder transversal verlaufend als Zeichen einer Staubildung

Ventral: Zum Bauchraum hin gelegener, unterer Teil der Iris

Wabe: → Strukturzeichen in der Iris

Wölkchen: → Tophus

Ziliar: Am oder zum → Ziliarrand hin gelegen

Ziliarrand: Äußerer Rand der Iris

Zeichen, reflektorische: → reflektorische Zeichen

11. Was die Augendiagnostik leistet

Die Augendiagnostik ist eine Hinweisdiagnostik. Sie führt nicht zu einer der Schulmedizin vergleichbaren Diagnose. Der versierte Augendiagnostiker kann allerdings den Befund der Irisuntersuchung in eine schulmedizinische Diagnose übersetzen.

Es gibt keine Form der Diagnostik, die alle Krankheiten gleich gut erfassen kann. Sonst würde man sich ja nur noch dieser Methode bedienen.

Die ganz große Stärke der Augendiagnostik ist in der Möglichkeit zu sehen, das Ganze zu betrachten. Für die in der Naturheilkunde angestrebte Ganzheitsschau ist die Irisdiagnostik deshalb das Mittel der Wahl!

Mit einem kurzen Blick auf die Iris kann die Konstitution umrissen werden. Schwächen, hauptsächlich im körperlichen Bereich, werden als Disposition oder gar Diathese erfaßt und erhalten starke Bedeutung für die Prognose des Krankheitsverlaufs.

Besser als mit vielen anderen Methoden kann man Funktionszusammenhänge im Krankheitsgeschehen aufdecken und so gezielt behandeln.

11.1 Die Iris diktiert das Rezept

Wenn man gestörte Funktionen mittels Augendiagnose aufdeckt, ist die logische Konsequenz, diese Störungen direkt mit homöopathischen oder pflanzlichen Mitteln zu behandeln. So erklärt sich der Ausspruch von Pastor Felke, „Die Iris diktiert das Rezept".

Besonders deutlich wird das bei den Composita der Firma Truw, die von Felkes Schüler, Heinrich Hense, erfolgreich komponiert worden sind.

Hense beschreibt seine Heilweise so: „Ich behandle also nicht homöopathisch-symptomatisch, sondern treibe konstitutionelle Organreiztherapie. Zur Behandlung des Patienten stellte Hense folgende Forderungen auf, denen man auch heute nur zustimmen kann:

- Erkennung der Konstitution
- Erfassen der Disposition
- Eingehen auf die Symptome des Patienten

- Einleitung einer physikalisch-diätetischen Behandlung zur Ableitung über Niere, Haut, Darm und Atmungsorgane unter
- Mitarbeit des Patienten

Konstitution (siehe Seite 63) und Disposition (siehe Seite 68) werden in der Iris klar und schnell erkannt. Die Symptome schildert der Patient.

Die medikamentöse Behandlung mittels Truw-Composita setzt sich also so zusammen:

- Konstitutionsmittel, täglich eine Gabe über einen langen Zeitraum
- Mittel zur Behandlung der Disposition(en), täglich eine Gabe
- Mittel für die augenblickliche Erkrankung, täglich eine Gabe
- Mittel für die spezielle Symptomatik, täglich ebenfalls eine Gabe

Typisch ist also die Verordnung von vier Composita, es können aber auch mehr sein, von denen jeweils einmal am Tag eine Gabe (meist eine Tablette, da es nur wenige flüssige Composita Truw gibt – in diesem Falle verordnet man statt einer Tablette fünf Tropfen) verordnet wird. Die Mittel werden nicht gelutscht, sondern sie sollen langsam unter der Zunge zergehen, um über die Mundschleimhäute ungehindert aufgenommen werden zu können.

Ziel der Behandlung ist nicht nur die Besserung der Symptome. Vielmehr soll es durch die Beeinflussung von Konstitution und Disposition(en) zu einer dauerhaften Besserung der Gesundheit kommen.

Ausführlich lesen Sie später über die Behandlung nach Iris-Befund (siehe Kapitel 22, „Die Iris diktiert das Rezept", ab Seite 196).

12. Die Konstitution

Zu allen Zeiten haben Naturheilkundige versucht, den hohen Anspruch der Ganzheitsschau, den die Naturheilkunde für sich reklamiert, zu verwirklichen.

Tatsächlich ist dieser Anspruch ja sehr hoch: innerhalb relativ kurzer Zeit soll der Untersucher einen Gesamteindruck des Untersuchten gewinnen, der Körper, Seele und Geist umfaßt.

Man braucht nur einmal zu bedenken, wie schwierig es ist, sich selbst tief zu ergründen, dann weiß man, wie schwierig der hohe Anspruch der Naturheilkunde in Wirklichkeit zu erfüllen ist.

Es bleibt also nicht aus, daß man bestimmte Kategorien schafft, um anhand von wenigen, leicht erkennbaren Indizien, einen Menschen in ein Schema einordnen zu können, daß einerseits einfach zu handhaben sein muß, andererseits aber berücksichtigt, daß eigentlich jeder Mensch auf der Welt eine eigene, unverwechselbare Konstitution hat.

Erschwerend kommt hinzu, daß der Mensch als Lebenwesen nicht statisch, sondern dynamisch ist. Aufgrund von Reizen, die aus der Außen-, aber auch der Innenwelt ständig wirksam sind, verändert sich auch die Konstitution durch Anpassung an diese Reize.

Die verschiedenen Faktoren, die die Konstitution ausmachen, sind in Abbildung 18 dargestellt. (Nach Broy, Nr. 7 im Literaturverzeichnis auf Seite 237).

Der Genotyp ist durch die Erbfaktoren bedingt, das individuelle genetische Programm. Allerdings entwickelt sich nur ein Bruchteil der vorhandenen Erbanlagen.

Diese Entwicklung, Ontogenese, hängt ab von den verschiedenen Reizen aus der Innenwelt und der Außenwelt. Die Innenwelteinflüsse kommen aus den verschiedenen Organen, Geweben und Zellen.

Umweltfaktoren bedingen die Art der Entwicklung und bestimmen, welche Erbfaktoren zur Entwicklung gelangen. Umweltfaktoren beginnen sich bereits nach der Befruchtung auszuwirken. Der Mutterleib ist dann die „Umwelt". Bestimmte Umweltfaktoren, z. B. ionisierende Strahlung, verändern

Abbildung 18: Stufen der Persönlichkeitsentwicklung

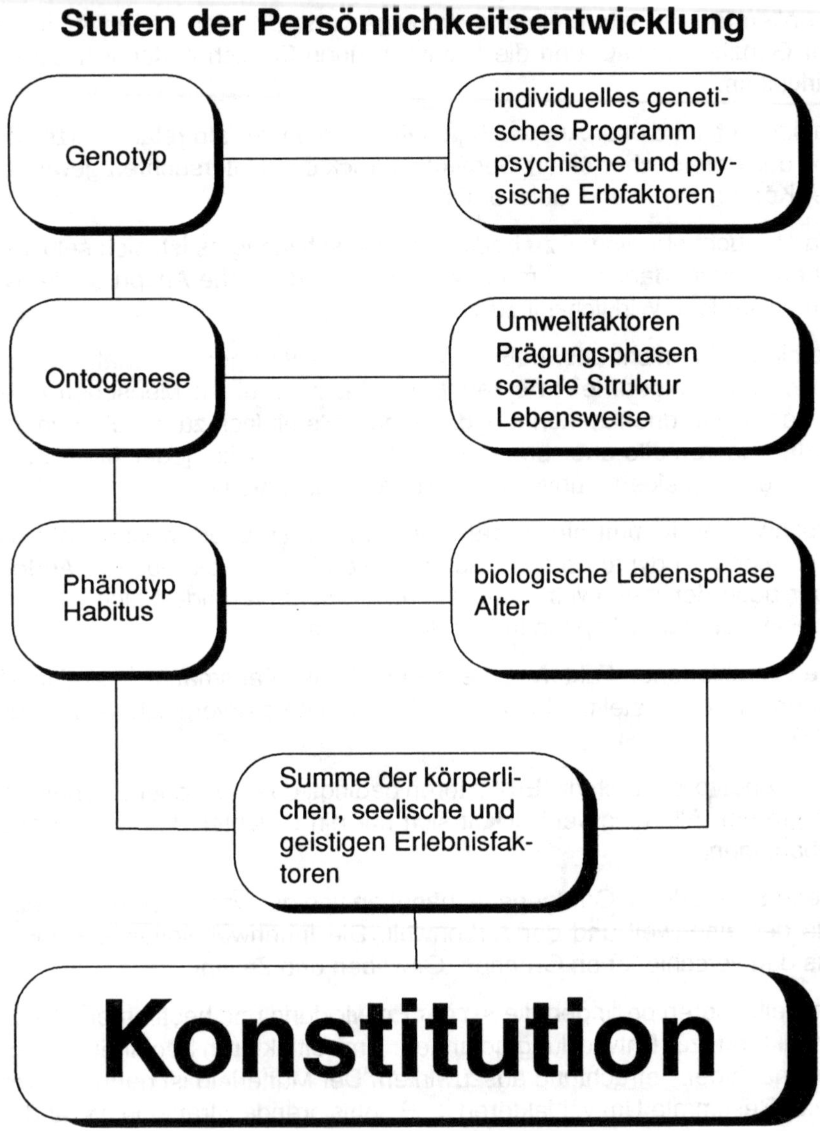

das genetische Programm und führen zu schwersten Entwicklungsstörungen bis hin zum Tod. Die sich zunächst sehr schnell teilenden Zellen sind solchen Einflüssen hilflos ausgeliefert. Schon schwächste Strahlung kann zu einer Schädigung führen. Unschädliche Dosen (amtliche „Grenzwerte") gibt es nicht!

Prägungsphasen hat Professor Konrad Lorenz am Beispiel der Graugänse anschaulich gemacht: Hält man den jungen Graugansbabys eine Attrappe als Mutter hin, wird diese Attrappe als Muttertier akzeptiert. Auch beim Menschen werden Prägungsphasen wirksam. Prägende Einflüsse lassen sich kaum mehr korrigieren.

Die Verhältnisse, in denen der Mensch aufwächst, die soziale Struktur und seine Lebensweise vermehren die Einflüsse auf die Entwicklung der Konstitution. Wenngleich diese Einflüsse im Kindes- und Jugendalter am stärksten wirken, beeinflussen sie die Konstitution auch im Erwachsenenalter.

Phänotyp und Habitus, das Verhalten, stellen die Konstitution nach außen dar. Es wirkt wiederum stark auf die Umwelt, die ihrerseits auf das Verhalten reagiert („wie man in den Wald hineinruft, so schallt es heraus").

Geprägt wird dieses Verhalten auch durch die biologische Lebensphase und das Alter.

Typische biologische Lebensphasen sind die Pubertät und die Wechseljahre, in denen sich durch hormonelle Veränderungen auch das Verhalten in hohem Maße ändert.

Das Alter wiederum bietet verschiedene Möglichkeiten, auf seine Umwelt einzuwirken. Jugendliche verfügen über viel Kraft und Beweglichkeit, die den alten Menschen weniger zur Verfügung stehen. Dafür verfügen sie über einen beträchtlichen Erfahrungsschatz, der sich auch in ihrem Verhalten äußert.

In der Iris finden wir hauptsächlich den Genotyp, der sich in der Irisfarbe und in den Strukturzeichen (siehe Kapitel 15.2, „Strukturzeichen", ab Seite 142) ausdrückt. Umweltfaktoren – aus der Innen- und Außenwelt – finden wir als reflektorische Zeichen (siehe Kapitel 15.3, „Reflektorische Zeichen", ab Seite 151) und Pigmente (siehe Kapitel 15.4, „Pigmente – Farbauflagerungen", ab Seite 156).

Die Irisfarbe ist das charakteristische Merkmal der Konstitution. Die zentrale Frage lautet daher bei der Betrachtung der Iris: Blau (das blaue Auge kann grau bis tiefblau sein) oder braun? Neben diesen beiden gibt es noch den Mischtyp aus blau und braun.

Deck hat für den Blauäugigen den Ausdruck „Lymphatiker", für den Braunäugigen die Bezeichnung „Hämatogener Typ" geprägt. Das diese Ausdrücke unsere beiden Säftesysteme kennzeichnen, ist natürlich kein Zufall. Sind es doch die Säfte, die seit jeher alle Naturheilkundigen beschäftigt haben.

Wenn man der Augenfarbe soviel Bedeutung bei der Bestimmung der Konstitution beimißt, muß man sich die Frage stellen, was Blau- und Braunäugige voneinander unterscheidet.

Broy (Nr. 7 im Literaturverzeichnis auf Seite 237) zitiert Ergebnisse einer 1958 in Kanada durchgeführten Untersuchung zum Thema „Augenfarbe und Charakter" von Jan Kent.

Tabelle 1: Eigenschaften von Blau- und Braunäugigen

	Blauäugige	**Braunäugige**
Puls pro Minute	80-94	60-72
Atemzüge pro Minute	18-20	12-14
Körpertemperatur (in ° C)	36,9-37,6	35,6-36,8
Charakter-eigenschaften	logische, praktische Intelligenz, äußerlich veranlagt, zielsicher, zum Herrschen geboren	schöpferisch, innerlich, gedankenvoll, originell, gefühlsbetont, Künstler

Tatsächlich erscheint es sinnvoll, verschiedene Stoffwechsellagen bei Menschen mit blauen und braunen Augen zu vermuten. Blauäugige lebten ursprünglich in nördlichen Gegenden. Hier gab es wenig Sonneneinstrahlung. Notwendig war deshalb, die Wärme selbst zu produzieren (geringe

Pigmentierung von Auge und Haut). Daraus ergibt sich eine sympathikotone Stoffwechsellage.

Braunäugige Menschen waren ursprünglich in den südlichen Zonen mit hoher Sonneneinstrahlung beheimatet. Das Problem hier war, mit der Wärme fertig zu werden und sich vor der Sonne zu schützen (starke Pigmentierung von Auge und Haut). Daraus resultiert ein niedrigerer Stoffwechsel mit einer Parasympathikotonie.

Aus diesen Erkenntnissen lassen sich die folgenden Unterscheidungsmerkmale von Blau- und Braunäugigen ableiten (nach Broy):

Tabelle 2: Unterscheidungsmerkmale von Blau- und Braunäugigen

Blauäugige	**Braunäugige**
Sympathikotone Grundeinstellung rascher Stoffverbrauch	parasympathikotone Grundeinstellung, langsamer Stoffverbrauch
besser der Kälte angepaßt warmluftempfindlich	besser der Wärme angepaßt kaltluftempfindlich
schnelleres Erreichen der sympathikotonen Kampfphase bei akuten Krankheiten; dabei Gefahr der Komplikation durch überschießenden Sympathikus	langsames Erreichen der sympathikotonen Kampfphase bei akuten Krankheiten; dabei Gefahr der Chronifizierung durch zu wenig intensive sympathikotone Kampfphase
rasches Durchlaufen der parasympathikotonen Erholungsphase	langsames Durchlaufen der parasympathikotonen Erholungsphase; bei überschießendem Parasympathikus sehr lange Erholungszeit
Wirkung auf starke exogene Reizfaktoren	
überschießende Abwehrreaktionen (hyperthermisch-exsudativ-immunologisch bis allergisch)	mäßige Abwehrfunktionen (subfebril mit geringen Beschwerden, functio laesa)

Tabelle 2: Unterscheidungsmerkmale von Blau- und Braunäugigen

Blauäugige	**Braunäugige**
Wirkung auf unterschwellige exogene Reizfaktoren	
vegetatives Fehlverhalten der Organfunktionen bis Störung der vegetativen Rhythmik; mehr nervale Störungen, Hyperalgie, Hyperhidrosis	zunehmende organische oder gewebliche Insuffizienz bis zum degenerativen Strukturumbau; mehr humorale Störungen (Elektrolythaushalt, Hypercholesterinämie)
Wirkung auf psychische Reizfaktoren	
häufig hyperkinetische Syndrome des Herzens, der Atemwege, des Nervensystems	häufig hyperkinetische Syndrome des Magen-Darm-Trakts, der Gallenwege und Skelettmuskulatur (Krämpfe)
bevorzugt kalte Wasseranwendungen	bevorzugt warme Wasseranwendungen
sympathikotones Blutbild: Monozyten und Stabkernige erhöht	parasympathikotones Blutbild: Eosinophile und Lymphozyten erhöht

Die Konstitution hat Schwächen, die man Dispositionen nennt. Sie stellen die wahrscheinlichen Erkrankungsmöglichkeiten dar. Fehlerhafte Reaktionen des Organismus, die auf einen bestimmten Reiz immer erfolgen, sind Diathesen.

12.1 Disposition

In einem idealen Organismus sind alle Bestandteile in einem ausgewogenen Verhältnis vorhanden (siehe Kapitel 12.3, „Die Natur des Menschen", ab Seite 70). Tatsächlich wird es einen solchen Organismus kaum geben. Irgendein Bestandteil wird also schwächer sein als die anderen. Das ist die Prädilektionsstelle, das schwache Organ, an dem sich zuerst Krankheitszeichen zeigen. Solche schwachen Organe bilden die Disposition.

Abbildung 19: Konstitution, Disposition und Diathese

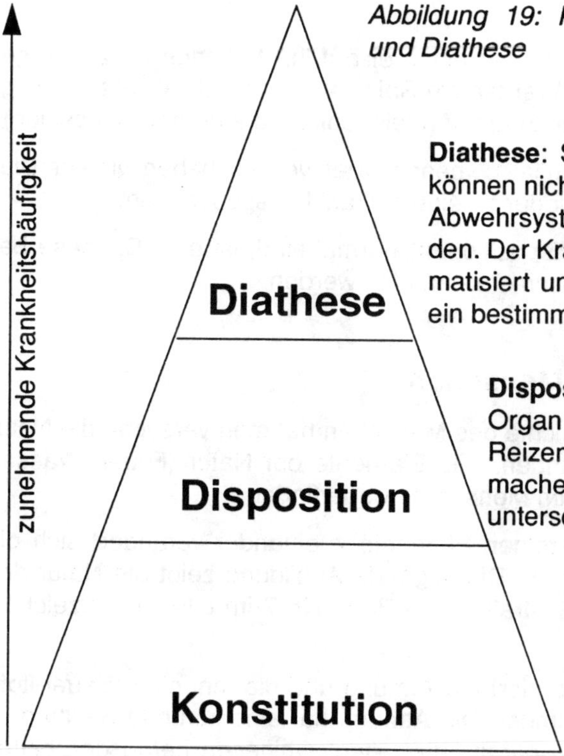

Diathese: Selbst schwache Reize können nicht mehr reizgerecht vom Abwehrsystem beantwortet werden. Der Krankheitsprozeß ist automatisiert und betrifft immer wieder ein bestimmtes Organ(system).

Disposition: Das schwächste Organ reagiert bei starken Reizen krankhaft. Die krankmachende Reizschwelle ist unterschiedlich groß.

Konstitution: Erbanlagen und Summe aller körperlichen, seelischen und geistigen Eindrücke (Reize)

Natürlich braucht es überhaupt keine Krankheiten aufgrund der Dispositionen zu geben. Das hängt einzig davon ab, wie wir mit unseren Ressourcen umgehen – oder wie die Umstände sind.

Dispositionen in der Iris zeigen aber klar, daß es mit großer Wahrscheinlichkeit bei Erkrankungen zu Störungen in den gekennzeichneten Organen kommen wird.

Dispositionen wird man deshalb im Therapieplan berücksichtigen; als Behandlung, wenn die Disposition eingetreten ist oder als Prophylaxe, wenn die Disposition erkannt, aber noch nicht eingetreten ist.

12.2 Diathese

Der Organismus ist gesund, so lange er auf ihn treffende Reize reizgerecht beantworten kann. Werden die Reize stärker als die Reaktionsmöglichkeiten, tritt eine Erkrankung auf (meist entsprechend der Disposition).

Wenn Reize grundsätzlich falsch beantwortet werden, haben wir eine Diathese. Sie führt immer wieder zu einem Krankheitsgeschehen.

Während Schwächen (Dispositionen) normal sind, ist eine Diathese bereits krankhaft. Sie muß immer behandelt werden.

12.3 Die Natur des Menschen

Schon früh in der Geschichte des Menschen hat man versucht, die Natur des Menschen zu ergründen. Alle Elemente der Natur (Feuer, Wasser, Erde, Luft) mußten sich im Menschen wiederfinden.

Je nach Menge der einzelnen Elemente zueinander verändert sich die Konstitution des Menschen. Die folgende Abbildung zeigt die Natur des Menschen nach einer Illustration von Broy (Nr. 7 im Literaturverzeichnis auf Seite 237).

Das Luftelement repräsentiert die Atmung und die Innenluft (Sauerstoffversorgung des Organismus). Die Atmung hat eine zentrale Stellung im Organismus. Das hatten bereits die „alten" Chinesen herausgearbeitet. Durch die dynamische Atmung geschieht sehr viel im Körper. Die Leber wird entstaut, Magen und Darm werden zur Arbeit angeregt. Die Blase wird trainiert, der Rückfluß des Blutes zum Herzen gefördert. Durch die bessere Sauerstoffsättigung des Blutes erhöht sich die Konzentrationsfähigkeit. Der Geist wird klar.

All diese Funktionen werden seit Alters her für die Behandlung vieler Krankheiten im Rahmen der Atemtherapie genutzt.

Alle chemischen Reaktionen im Organismus spielen sich im wässrigen Milieu ab. Das ist die Aufgabe des Wasserelements. Beim feuchten Lebensprinzip wird in unserer Gesellschaft oft gesündigt. Gerade ältere Frauen trinken viel zu wenig. Man muß sich wundern, daß der Organismus trotzdem noch funktioniert!

Abbildung 20: Die Natur des Menschen

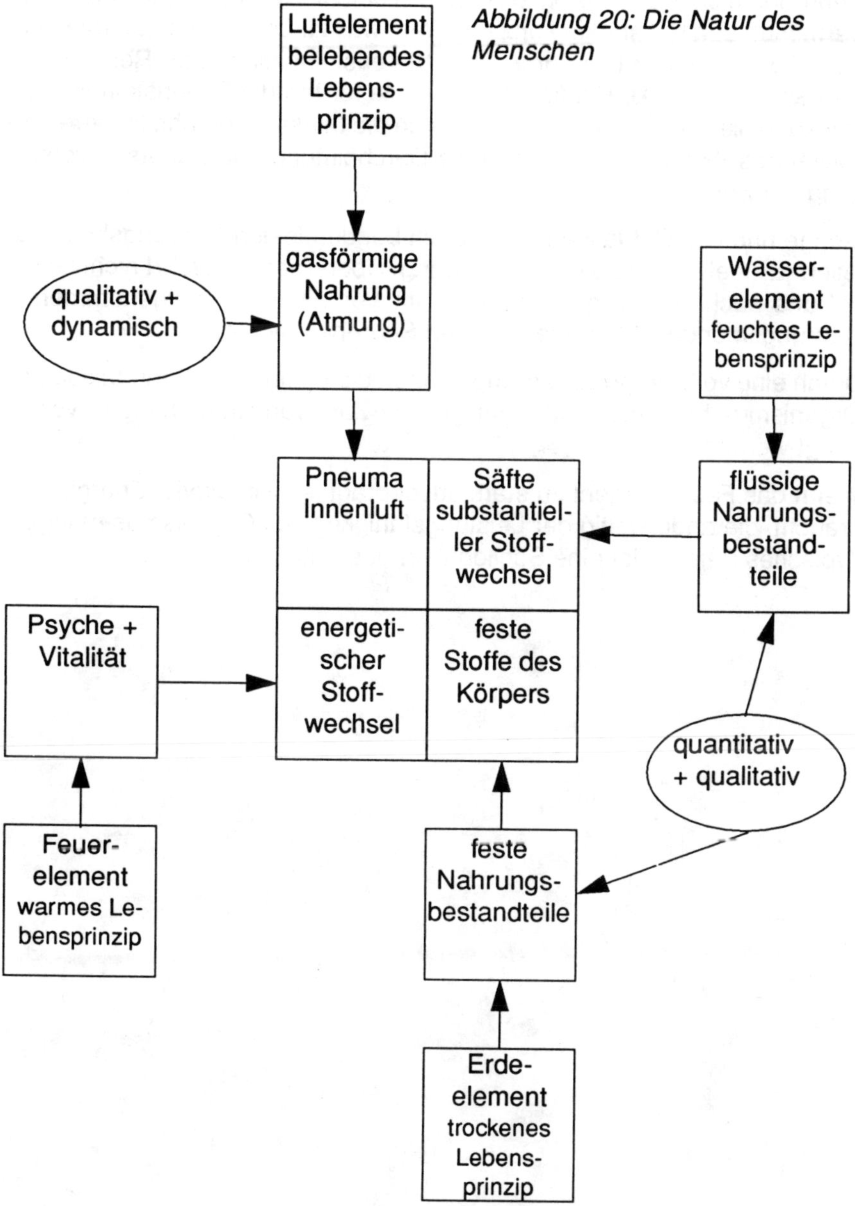

Ohne ausreichende Flüssigkeitszufuhr verschlackt der Organismus. Der Darm muß den Kot stärker konzentrieren, was zu Obstipation führen kann. Stark konzentrierter Urin fördert die Nierensteinbildung und Reizung der Harnwege. Zu starke Eindickung der Galle fördert die Gallensteinbildung. Trocknen die Atemwege aus, erhöht sich die Infektionsgefahr. Höhere Viskosität des Blutes verschlechtert die Durchblutung und Sauerstoffversorgung der Zellen.

Menge und Qualität lassen meist auch bei den festen Nahrungsbestandteilen (Erdeelement) zu wünschen übrig. Überernährung führt nicht selten bei uns auch zu Mangelernährung. Im Verhältnis zur aufgenommenen Nahrungsmenge fehlen Vitamine und Spurenelemente.

Durch eine vollwertige Ernährung können die materiellen Bedürfnisse des Organismus befriedigt und einer großen Zahl von Erkrankungen vorgebeugt werden.

Wenn das Feuerelement zu stark ausgeprägt ist, wird zuviel Energie verbraucht, die anderweitig der Leistungsfähigkeit des Organismus mangelt. Typisches Beispiel ist eine Schilddrüsenüberfunktion.

12.4 Iriskonstitutionen nach Hense

Viele Irisdiagnostiker haben versucht, Konstitutionstypen zu definieren.

Einen Versuch machte Broy in seinem Buch (Nr. 7 im Literaturverzeichnis auf Seite 237). Aber zwanzig (!) Konstitutionen sind in der Praxis kaum noch anwendbar. Sie stehen sich selbst im Weg und sind nicht ausreichend verallgemeinernd.

Denselben Fehler machte auch Deck (siehe Kapitel 12.5, „Iriskonstitutionen nach Deck", ab Seite 79).

Zuviel, was eigentlich schon zur Disposition gehört, wird bei beiden als Konstitution bezeichnet.

Tatsächlich wird eine Konstitutionslehre erst dadurch praktisch handhabbar, daß man wenige, gut übersichtliche Konstitutionen hat, die durch die Dispositionen und Diathesen ergänzt werden.

Ein Paradebeispiel dafür ist die Astrologie. Die zwölf Konstitutionen sind gerade noch überschaubar. Zusammen mit Aszendenten, Häusern etc. wird daraus ein mächtiges Gebilde, mit dem es sich vortrefflich arbeiten läßt.

Zu jedem Konstitutionstyp nach Hense gehört auch ein Heilmittel. Dieses Konstitutionsmittel ist das Hauptmittel für den Patienten mit der entsprechenden Konstitution.

Während Arzneimittel in der Regel nur über einen begrenzten Zeitraum gegeben werden, damit sie sich nicht abnützen, werden Konstitutionsmittel immer über einen längeren Zeitraum gegeben. Allerdings halte ich es für richtig, auch dabei nach etwa sechs Wochen eine Therapiepause von zwei Wochen einzulegen.

Die Konstitutionsmittel werden nur einmal täglich eingenommen.

Bei allen Konstitutionsbetrachtungen, insbesondere beim Lesen der nachfolgenden Konstitutionsbeschreibungen sollten Sie daran denken, daß hier *Möglichkeiten* für Erkrankungsneigungen genannt werden. Diese Möglichkeiten können einzeln oder gemeinsam beim Patienten vorkommen. Sie müssen aber nicht ausgeprägt sein, weil der Organismus die Schwächen dank guter Lebensweise kompensieren konnte!

Tabelle 3: Iriskonstitutionen nach Heinrich Hense

Konstitution	diagnostische Hinweise	Merkmale	TRUW-Compositum	Nr.
Blaue Iris (grauweißlich bis tiefblau)				
sykotisch	Haut, Schleimhaut, Gelenke	schmutzig-weiß/blau	Medorrhinum	76
lymphatisch, neurogen	exsudative Diathese, Lymphatismus, Drüsenaffektionen	blau mit straffen Radialen	Badiaga	77
skrofulös	hydrogenoid, Drüsen, Schleimhaut, Gelenke, Muskeln	blaue Iris mit Wattebäuschchen	Ammonium carbonicum	78
Mischiris (blaubraun)				
dyskratisch, biliär	Lymphe, Blut, Stoffwechsel	blau-braune Mischiris	Thuja	78 $^1/_2$
Braune Iris				
hämatogen	Blut, Leber, Milz, Pankreas, Dyskrasie, Knochen	mittel- bis tiefbraun	Juglans Guajacum	79 80
Alle Irisfarben mit reichlich Pigmentierungen und/oder Krampfringen				
psorisch	vererbte Intoxikationen, Dyskrasie, Haut	Pigmentflecke, larviert-tetanisch	Psorinum	75

Dyskrasie:
falsche Zusammensetzung der Körpersäfte
(des Bluts: Dysämie ⇒ Koagulopathie)

12.4.1 Die sykotische Konstitution

Die sykotische Konstitution hat ihren Namen nach der Sykosis (Feigwarzenkrankheit, Gonorrhoe). Laut Hahnemann zählt sie zu den drei Grundübeln. In der Homöopathie wird sie deshalb für viele chronische, mesodermale Erkrankungen verantwortlich gemacht und zu den Erbgiften gerechnet.

Erbgifte[3]: Krankheiten wie Syphillis, Sykosis, Psora (Krätzemilbe) in der Homöopathie oder auch Tuberkulose und andere haben früher und im Laufe der Generationen praktisch alle Menschen in unterschiedlichem Maße durchseucht. Das hat sich auf die Konstitution der Menschen ausgewirkt und sich in bestimmten Krankheitsdispositionen niedergeschlagen. Beim Zusammentreffen verschiedener Faktoren, insbesondere durch Unterdrückung akuter Erkrankungen in der Schulmedizin, werden diese „Erbgifte" aktiviert und führen zu chronischen Erkrankungen. Zumindest in therapieresistenten Fällen ist es deshalb erforderlich, diese Erbgifte auszuleiten oder die geschädigte Erbmasse (als Teil der Konstitution) durch gezielte, kleinste Reize oder Informationen zu verbessern.

Die sykotische Konstitution Henses entspricht der harnsauren Diathese Decks (Seite 83).

Zu erkennen ist dieser Konstitutionstyp an den schmutzigweißen Auflagerungen, die allgemein über die Iris verteilt auftreten und nicht topostabil zu werten sind.

Der Patient neigt zu katarrhalischen Affektionen jeder Art. Häufig treten Verschlimmerungen der Beschwerden im Frühjahr und bei nassem Wetter auf. Es besteht eine Neigung zu rheumatischen und Gelenkentzündungen. Flechten, Warzen, weiche Fuß- und Fingernägel sind häufiger anzutreffen. Gelegentlich kommen Wucherungen an Haut und Schleimhäuten vor.

3. Definition laut Schicke, Harald: Naturheilkunde-Lexikon, 1. Auflage 1985. 2. Auflage in Vorbereitung. Sie wird wesentlich erweitert im 1. Quartal 1993 erscheinen.

12.4.2 Die lymphatisch-neurogene Konstitution

Dieser typische Lymphatiker wird an der graublauen Iris erkannt, deren Radiären (weiße Fasern) fast geradlinig von der Krause zum Ziliarrand ziehen.

Sind diese Fasern ziemlich dünn und straff, erkennen wir den neurasthenischen Lymphatiker. Sind die Fasern plump und aufgequollen, handelt es sich um einen pastösen Lymphatiker.

Das Kostitutionsmittel für diesen Typ ist Badiaga (77). Diese Konstitution ist anfällig für jede Art von Erkältungen. Die Lymphdrüsen schwellen bei geringfügigen Belastungen an. Hals- und Rachenmandeln sind oft hypertroph.

Das Unterhautzellgewebe neigt zu Wasserretention. Dadurch kann der Patient einen aufgequollenen, pastösen Eindruck machen.

Drüsen-, Haut-, Schleimhaut und Allgemeinerkrankungen kehren immer wieder. Da auch die Lymphorgane des Bauches betroffen sind, kommt es leicht zu einer Blinddarmentzündung.

Die Haut des Lymphatikers ist eher blaß und bräunt schlecht. Schwitzen ist vermindert.

Der eine Lymphatiker ist eher überreizt, der andere hat ein verlangsamtes Reaktionsvermögen.

Nach Deck entspricht dieser Konstitutionstyp der rein lymphatischen Konstitution (Seite 81) oder der neurogenen Konstitution (Seite 85).

12.4.3 Die skrofulöse Konstitution

Diese Konstitution hat eine graublaue Iris mit „Wölkchen" (weißschmutzige Auflagerungen, die nicht scharf begrenzt sind). Er entspricht der hydrogenoiden Konstitution Grauvogels und Decks (Seite 82) und neigt damit zu Muskel- und Gelenkerkrankungen.

Erkältungskrankheiten und Katarrhe aller Schleimhäute prägen das Bild dieser Konstitution. Der Körperbau ist plump (wulstige Lippen, klobige

Nase) oder zierlich (spärliche Fettpolster). Große, glänzende Augen deuten oft auf eine Schilddrüsenproblematik hin.

Das Konstitutionsmittel ist Ammonium carbonicum (78).

12.4.4 Die dyskratisch-biliäre Konstitution

Dieser Mischtyp hat Merkmale der blauen und der braunen Iris. Meist ist der Krausenbereich braun, das Stroma dagegen graublau gefärbt. Manchmal erscheint beim bloßen Hinschauen die gesamte Iris braun. Erst wenn man das Irismikroskop benützt, macht sich die von der blauen Iris her bekannte bessere Strukturierung bemerkbar.

Diese Iris wird nach Deck auch biliärer Typ genannt, was auf die Anfälligkeit im Leber-Galle-Bereich hindeutet (Seite 90).

Das Konstitutionsmittel ist Thuja (78½). Oft finden wir bei diesem Typ Hautneubildungen und skrofulöse Entzündungen (chronischer Schnupfen, rüsselförmige Verdickung von Nase und Oberlippe, Ausschläge um Mund, Nase, Augen und Ohren mit Anschwellung der Lymphdrüsen) und Mundfäule.

Manchmal finden wir chronische Ohrgeräusche und wachsartige Fingerspitzen, wobei die Haut oft braunfleckig ist. Hand- und Fußnägel können verkrüppelt sein.

Der Patient ist empfindlich gegen naßkalte Witterung, mag über Brennschmerz beim Harnlassen klagen und ein anhaltendes Feuchtegefühl am After.

Die Gesichtshaut ist glänzend, der Patient neigt zu Schweißbildung auf der Oberlippe. Konzentrationsstörungen sind häufig, Kopfschmerzen werden in der Stirn empfunden.

12.4.5 Die hämatogene Konstitution

Diese Konstitution hat eine mehr oder weniger intensiv braun gefärbte Iris. Im Gegensatz zur blauen Iris, sind die Strukturen im Stroma kaum sichtbar. Generell macht die braune Iris die Diagnostik schwieriger. In jedem

Fall ist ein Irismikroskop (Seite 210) besser geeignet als die Arbeit nur mit Lupe und Taschenlampe (Seite 209).

Die hämatogene Konstitution ist mit der nach Deck vergleichbar (Seite 86). Wenn sie mit vielen Krampfringen zusammen vorkommt, wird sie nach Deck larviert-tetanisch genannt (Seite 87). Dies deutet auf die Neigung zu Angstzuständen und Krämpfen hin. Hier sollte immer auch an Schilddrüsenstörungen gedacht werden!

Menschen mit einer hämatogenen Konstitution neigen zu Störungen der Blut bildenden, bewegenden und leitenden Organe sowie des hormonellen Systems. Die Humoraltherapie nennt das Säfteentmischung oder Dyskrasie. Hier bietet sich immer eine Ausleitungsbehandlung an!

Mittel der Wahl sind Juglans (79) und Guajacum (80). Beide Mittel werden im täglichen Wechsel gegeben. Eine Differenzierung nach Typmerkmalen findet nicht statt.

12.4.6 Die psorische Konstitution

Früher wurde die Psora als Folge der Krätze beschrieben. Heute fassen wir diesen Begriff weiter und gehen davon aus, daß viele Krankheiten durch Erbgifte (siehe Seite 75) verursacht werden.

Intoxikationen, also Gifteinwirkungen von innen und außen, führen zu einer Beeinträchtigung der Konstitution.

Solche Intoxikationen zeigen sich von der graublauen bis zur braunen Iris durch intensive Pigmentierungen.

Die psorische Konstitution erfordert Psorinum (75). Da fast immer auch die Leber belastet sein dürfte, bietet es sich an, neben Psorinum auch Natrium silicium (56 $^1/_2$) zu verordnen.

Symptome dieser Konstitution sind Hautausschläge und Folgen unterdrückter Hautausschläge, Flechten jeder Art, Allergien, vermutete Folgen von Gifteinwirkungen (Berufs-, Wohn- und Kleidungsgifte[4] beachten!).

Das homöopathische Arzneimittelbild für Psorinum gibt uns weitere Hinweise: Unreine Haut, Juckreiz in Bettwärme, Ekzeme in den Gelenkbeugen, Verlangen nach alkoholischen Getränken (besonders nach kalten),

Verschlimmerung nach Genuß von mehlhaltiger Nahrung, Milch und Bohnenkaffee, Abneigung gegen Schweinefleisch.

12.5 Iriskonstitutionen nach Deck

Die Konstitutionslehre nach Deck ist sicherlich die verbreitetste. Die Schwäche seiner Konstitutionen liegt darin, daß sie nicht „sauber" trennen. Viele Merkmale, die eigentlich der Disposition oder einer Diathese zuzuordnen sind, finden sich als „Konstitutionstyp". Andererseits gibt es viele Schwächezeichen, für die Deck keinen eigenen Typus definiert hat.

12.5.1 Die lymphatische Konstitution

Als lymphatische Konstitution bezeichnet Deck alle blauen Iriden. Tatsächlich ist blau meist übertrieben, da die Färbung bei grau beginnt und bis zu einem intensiven Blau reichen kann.

Zahlreiche Untertypen gehören zur lymphatischen Konstitution.

4. Empfehlenswerte Literatur: Michael Rieländer, Kleidungsgifte – Leitfaden zum Umdenken bei einem hautnahen Problem. MZ-Verlag 1992, ISBN 3-89240-080-6, DM 24,80
Harald Schicke, Wohngifte – erkennen, sanieren, behandeln, vermeiden. MZ-Verlag, ISBN 3-89240-076-8, DM 29,80. Das Buch erscheint zur Jahreswende 92/93.

Tabelle 4: Iriskonstitutionen nach Deck

Konstitution	diagnostische Hinweise	Merkmale
Blaue Iris (lymphatische Konstitution)		
rein lymphatisch	erhöhte Reaktionsbereitschaft des lymphatischen Systems mit Allergien, Drüsenschwellungen, Entzündungen der Schleimhäute, Magen-Darm, Blase, Genitale	zartblau bis grau, helle Krause, Radialen leicht geschlängelt
hydrogenoid	wie lymphatisch, zusätzlich rheumatischer Formenkreis, Wetterempfindlichkeit, Allergien, exsudative Diathese	wie lymphatisch, aber zirkuläre Tophi (Wölkchen)
harnsauer	wie lymphatisch, zusätzlich Störungen im Eiweißhaushalt, rheumatische Erkrankungen, besonders Gicht, Steinleiden	wie lymphatisch, aber weißgraue Plättchen
lipämisch	wie lymphatisch, zusätzlich Störungen im Fettstoffwechsel, erhöhter Blutfettspiegel, Arteriosklerose; bei jungen Menschen Stoffwechselentgleisung; wenn Hautring: Pusteln, Furunkeln, Akne, Fettschweiß	wie lymphatisch, aber Cholesterolring in der fünften Region
bindegewebsschwach	wie lymphatisch, zusätzlich Bindegewebsschwäche, Störungen der hormonellen und exkretorischen Organe	wie lymphatisch, zusätzlich Maßliebchen

Tabelle 4: Iriskonstitutionen nach Deck

Konstitution	diagnostische Hinweise	Merkmale
neurogen	wie lymphatisch, zusätzlich Nervenschwäche (zarte Menschen)	wie lymphatisch, aber straffes, feingliedriges Irisstroma
Braune Iris (hämatogene Konstitution)		
rein hämatogen	Dyskrasie, Erkrankungen des Blut- und Lymphsystems, Infektanfälligkeit, Mangel an Spurenelementen	wie ein satter, brauner Teppich; Aufhellungen wie durch Sandpapier zeigen Reizzustände
larviert-tetanisch	Spannungszustände, neuromuskuläre Übererregbarkeit, Angst, Thyreosen, kolikartige Bauch- und Unterleibsschmerzen, selten rein organisch	meist heller als rein hämatogen, in jedem Fall mit deutlich sichtbaren Krampfringen
Mischkonstitution (blaubraune Iris)		
biliär	Leber-Galle-Erkrankungen	sieht auf den ersten Blick hämatogen aus, reicher strukturiert, als wenn braune Auflagerung vorhanden wäre

12.5.1.1 Die rein lymphatische Konstitution

Dies ist die eigentlich lymphatische Konstitution. Alle Erkrankungsneigungen dieser Konstitution finden sich auch bei den Untertypen.

- erhöhte Reaktionsbereitschaft des lymphatischen Systems mit
  - Drüsenschwellungen
  - Entzündungen der Schleimhäute, des Magen-Darm-Traktes, der Blase und der Geschlechtsorgane

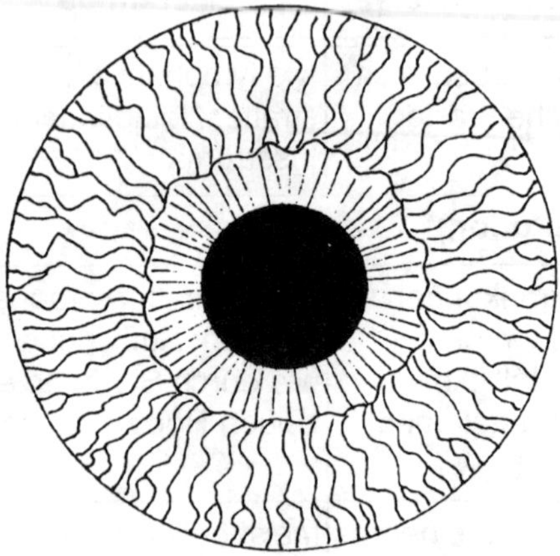

Abbildung 21: Rein lymphatische Iris

zartblau bis grau, helle Krause, Radialen leicht geschlängelt

12.5.1.2 Der hydrogenoide Typ

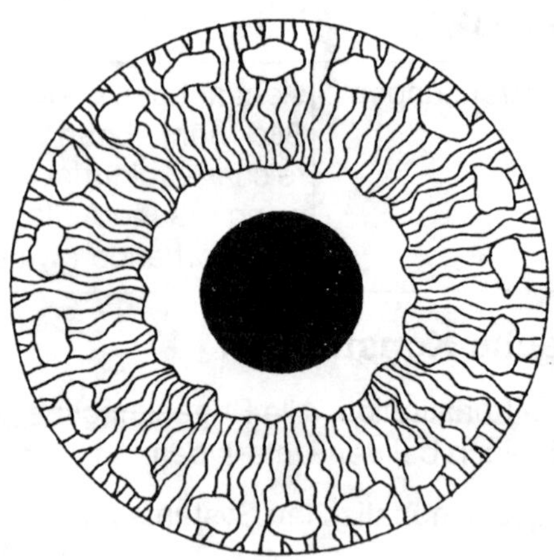

Abbildung 22: Hydrogenoider Typ

Aussehen wie rein lymphatische Konstitution, aber zirkuläre Tophi (Wölkchen)

Neben den Dispositionen der rein lymphatischen Konstitution finden wir:

- Erkrankungen des rheumatischen Formenkreises
- Wetterempfindlichkeit (Föhn im Alpenvorland)
- exsudative Diathese: Die besondere Neigung zu entzündlichen Reaktionen der Haut und Schleimhäute. Sie manifestiert sich bereits im Kindesalter, in z. B. Dermatitis seborrhoides, Ekzemen, häufigen Atemwegserkrankungen, Skrofulose.

12.5.1.3 Die harnsaure Diathese

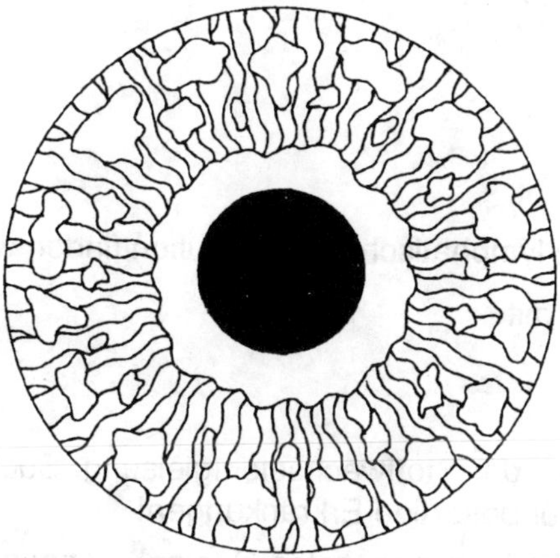

Abbildung 23: Harnsaure Diathese

wie rein lymphatische Konstitution, aber weißgraue Plättchen

Neben den Dispositionen der rein lymphatischen Konstitution finden wir:

- Störungen im Eiweißhaushalt, deshalb
  - Gicht
  - Steinleiden
  - rheumatische Erkrankungen

12.5.1.4 Die lipämische Diathese

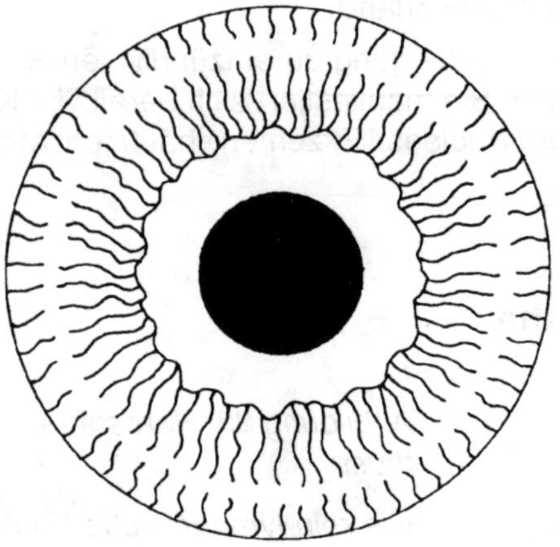

Abbildung 24: Lipämische Diathese

wie rein lymphatische Konstitution, aber Cholesterolring in der fünften Region

Neben den Dispositionen der rein lymphatischen Konstitution finden wir:

- Störungen im Fettstoffwechsel mit:
  - erhöhter Blutfettspiegel
  - Arteriosklerose
  - bei jungen Menschen Gefahr der Stoffwechselentgleisung. Suchen Sie nach weiteren Zeichen für bösartige Erkrankungen!
- wenn ein Hautring vorhanden ist (in der sechsten Region), können Sie mit folgenden Hautstörungen rechnen:
  - Pusteln
  - Furunkeln
  - Akne
  - Fettschweiß

12.5.1.5 Der bindegewebsschwache Typ

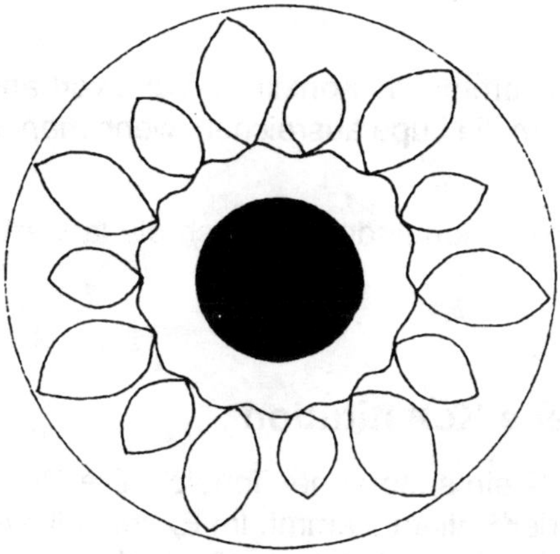

Abbildung 25: Maßliebchen-iris

Sie ist wegen der Ähnlichkeit mit einer Blume (Blütenblätter) so benannt

Neben den Dispositionen der rein lymphatischen Konstitution finden wir:

- Bindegewebsschwäche
- hormonelle Störungen
- Störungen der übrigen Drüsen

12.5.1.6 Der neurogene Typ

Er sieht aus, wie der rein lymphatische Typ, hat aber straffe – und deshalb oft weißlich aussehende – Radialen. Es handelt sich um körperlich oft zarte, jedenfalls aber sehr sensible Personen.

Neben den Dispositionen der rein lymphatischen Konstitution finden wir:

- Störungen des zentralen und vegetativen Nervensystems, z. B.:
  - vegetativ bedingte funktionelle Organstörungen
  - Neuralgien
  - Neuritiden

12.5.2 Die hämatogene Konstitution

Die braunen Iriden führen leicht zu Schwierigkeiten bei der Irisdiagnose. Hier empfiehlt sich immer die Benutzung eines Irismikroskops, weil man mit der Lupe oft nicht weiterkommt.

Da es aber entscheidend darauf ankommt, die Konstitution und vorhandene Dispositionen zu betrachten, kann die Lupe ausreichen, wenn man sich auf diese Merkmale beschränkt.

Neben der rein hämatogenen Konstitution finden wir noch die larviert-tetanische.

12.5.2.1 Die rein hämatogene Konstitution

Die ideale braune Iris sieht aus wie ein sattbrauner Teppich. Die Dunkelheit hängt stark davon ab, woher der Patient stammt. Im Extremfall, wenn er aus Afrika stammt, ist das Braun sehr dunkel, fast schwärzlich. Die Beobachtung muß sich dann auf die Konstitution und die Krankheitsneigungen beschränken. Nach Hense reicht das aber schon zu einer Grundbehandlung.

Die Braunfärbung wird von Chromatophoren genannten Zellen bewirkt, die die gleiche Funktion haben wie die Pigmentzellen in der Haut. Sie sollen das Auge vor intensiver Sonneneinstrahlung schützen. Deshalb nimmt die Färbung zu, je weiter südlich man kommt.

- Als Erkrankungsneigung findet man die Dyskrasie. Diese Bezeichnung leitet sich aus der Humoralpathologie ab, der Lehre von den kranken Säften. Danach wird man krank, wenn in den Säften, also Blut, Lymphe, Zell- und Zwischenzellflüssigkeit, Schlackenstoffe liegen bleiben, weil sie nicht entsorgt werden können. Außerdem:
- Erkrankungen des Blut- und Lymphsystems
- Infektanfälligkeit wegen verminderter Reaktion auf Krankheitsreize
- Mangel an Spurenelementen

12.5.2.2 Der larviert-tetanische Typ

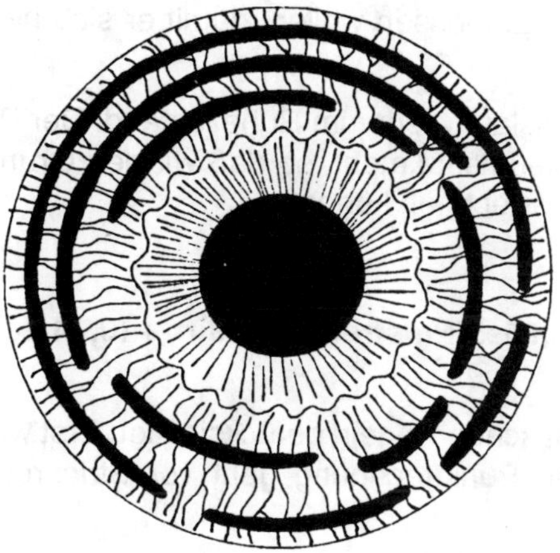

Abbildung 26: Larviert-tetanische Konstitution

Wesentliches Merkmal sind die Krampfringe in der braunen Iris

Diese Iris ist meist – aber nicht immer – etwas heller als die rein hämatogene. Das wesentliche Merkmal sind die Krampfringe, die vorhanden sein müssen.

Neben den Erkrankungsneigungen der rein hämatogenen Konstitution finden wir:

- Angst, oft hervorgerufen durch Schilddrüsenfehlfunktion, mit Neigung zu Weinen und Hysterie
- neuromuskuläre Übererregbarkeit
- Depressionen, Spannungszustände
- kolikartige Bauch- und Unterleibsschmerzen, die selten rein organisch sind

Bei dieser Konstitution sollte man immer – grundsätzlich – die Schilddrüse untersuchen. Das geschieht zunächst natürlich in der Iris (siehe Kapitel 13.6.2.8, „Hormonelle Organe", ab Seite 125). Da die Iriszeichen bekanntlich lange bis lebenslänglich erhalten bleiben (Zeitfaktor!), sollte gerade der Anfänger zusätzliche Untersuchungen vornehmen.

Hier bietet sich die Untersuchung der Schilddrüse nach Read[5] an. Der Patient wird morgens nüchtern in die Praxis einbestellt und soll eine Viertelstunde im abgedunkelten Raum ruhen. Natürlich haben Sie ihm vorher gesagt, daß Sie nur Puls und Blutdruck messen wollen, damit er sich nicht ängstigt!

Nach dieser Zeitspanne ist der Kreislauf wieder im Ruhezustand. Der Patient hat jetzt keinen Arbeitsenergieumsatz mehr, so daß wir den Grundumsatz aus den Kreislauffaktoren errechnen können.

Die Read-Formel lautet:

Grundumsatzänderung in % = 0,75 x (Pulsfrequenz/Min. + (0,74 x Blutdruckamplitude)) - 72

Wichtig ist, daß man die mathematischen Regeln berücksichtigt: Erst werden die Klammern ausgerechnet. Punktrechnung geht vor Strichrechnung!

Blutdruckamplitude ist die Differenz zwischen systolischem und diastolischen Blutdruck.

Beispiel: Puls = 90, Blutdruckamplitude = 40

Rechengang:

$$0,75 \times (90 + (0,74 \times 40)) - 72 = 17,7$$
$$0,75 \times (90 + 29,6) - 72 = 17,7$$
$$0,75 \times 119,6 - 72 = 17,7$$
$$89,7 - 72 = 17,7$$

Viel einfacher als Rechnen ist natürlich die Anwendung des Normogramms!

Das Ergebnis ist natürlich nur ein Näherungswert, der keineswegs exakt ist, auch wenn das Ergebnis in diesem Fall einen solchen Eindruck erweckt. Für unsere Bedürfnisse ist er jedoch absolut ausreichend.

5. Arzt in San Francisco, geboren 1889

Abbildung 27: Normogramm für die Read-Formel

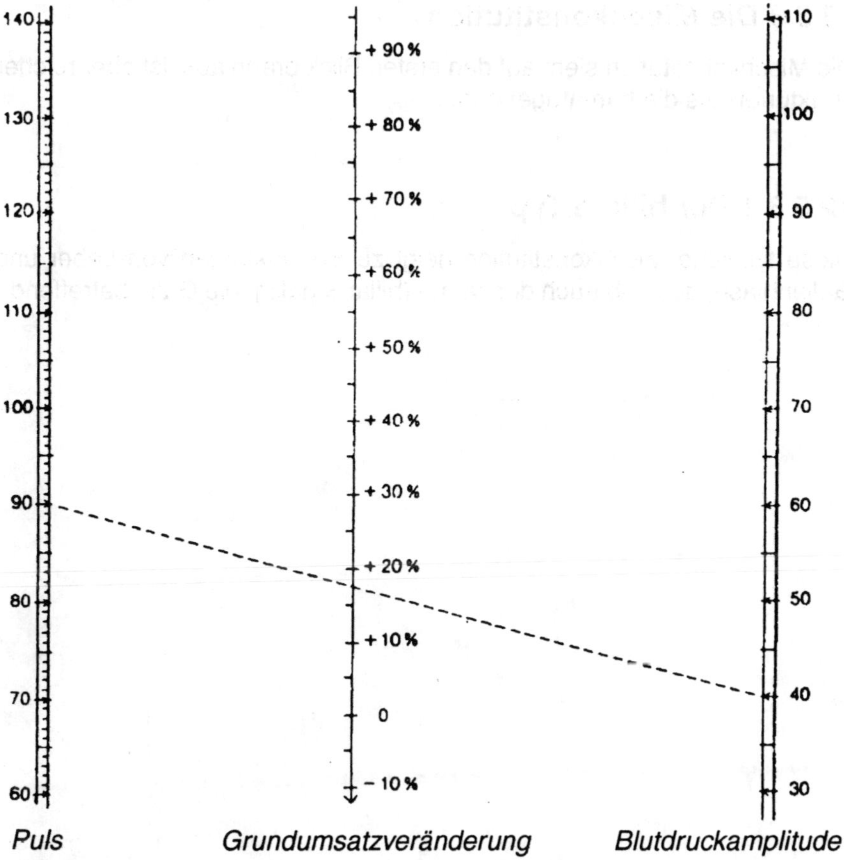

Zur Behandlung bestens bewährt hat sich mir bei einer Überfunktion die Verordnung von Lycoactin Tinktur[6] (nicht die Tabletten oder Ampullen). Je höher die Werte, desto sparsamer sollte man dosieren. Im Extremfall beginnen Sie mit 1x1-3 Tropfen pro Tag.

12.5.3 Die Mischkonstitution

Die Mischkonstitution sieht auf den ersten Blick braun aus, ist aber reicher strukturiert als die hämatogene Iris.

12.5.3.1 Der biliäre Typ

Diese typische Mischkonstitution neigt zu Erkrankungen von Leber und Gallenblase, deshalb auch der Name (biliär = gallig, die Galle betreffend).

6. Steigerwald

13. Die Topographie der Iris

Als Topographie bezeichnet man den Lageplan der Organe in der Iris. Die Topographie ist ein Schwachpunkt der Irisdiagnostik, der uns immer wieder vorgeworfen wird.

Wie entsteht eine Topographie?

Die ersten Irisdiagnostiker haben das wichtigste Konzept, die prinzipielle Einteilung der Iris herausgefunden. Wahrscheinlich war das zunächst Intuition. Wenn aber die Kopfzonen oben in der Iris zu finden sind, dann liegt es nahe, daß die unteren Körperregionen sich unten in der Iris abzeichnen. Ebenso haben diese Pioniere herausgefunden, daß die rechts liegenden Organe sich rechts, die links liegenden links abbilden. Organe, die beidseitig vorhanden oder in der Mittellinie des Körpers liegen, bilden sich beidseitig ab.

Nach dieser grundlegenden Erkenntnis kann man schematisch vorgehen, um eine Iristafel zu entwickeln oder empirisch, also aufgrund der Erfahrung.

Doch so einfach ist das mit der Erfahrung nicht. Man schaut ja zunächst in der Iris, weil man weiß, woran dieser Patient leidet. So versucht man, Zeichen dafür zu finden.

Da gibt es bereits mehrere Schwachpunkte.

Einmal sehen wir in der Iris ja hauptsächlich Anlagen. Diese Anlagen müssen sich aber noch gar nicht ausgewirkt haben, obwohl man Zeichen sieht.

Andererseits können die Beschwerden, die sich in irgendeinem Körperteil auswirken, von ganz anderen Organen herrühren. So kann man Ursache und Wirkung verwechseln.

Individuelle Erfahrungen sind nur schwer, wenn überhaupt, von anderen nachzuvollziehen.

Oft haben wohl auch Kenntnisse über die Herkunft oder Wichtigkeit der einzelnen Gewebe gefehlt.

Wie kann es sonst vorkommen, daß die männlichen und weiblichen Geschlechtsorgane, die doch aus derselben Anlage (genetisch) stammen, in den meisten Tafeln an unterschiedlichen Stellen angesiedelt sind?

Wie kann es sonst möglich sein, daß in den von Deck inspirierten Tafeln die Thymusdrüse einfach fehlt?

Nun darf man diese Dinge den Pionieren der Augendiagnostik nicht vorwerfen. Vieles konnten sie noch nicht wissen. Anderes mußten sie erforschen. Sie haben Großes geleistet!

Insbesondere Heinrich Hense war so weitblickend, daß man an seiner Iristafel eigentlich kaum etwas bemängeln kann.

Aber in den letzten Jahren haben immer mehr Augendiagnostiker immer mehr Iristafeln auf den Markt gebracht. Daran sind sie nicht unbedingt selbst schuld.

Wer ein Buch über Irisdiagnose schreibt, *muß* eine Iristopographie veröffentlichen. Wenn Sie einmal die verschiedenen Bücher der bekannten Irisdiagnostiker der jüngeren Zeit durchschauen, werden Sie feststellen, daß (fast?) alle für ihre Tafel einen Urheberrechtsanspruch geltend machen.

Wenn also, z. B., Harald Schicke ein Buch über Irisdiagnose schreibt, muß er alle Autoren um das Recht zum Abdruck ihrer Tafel bitten, wenn er sie verwenden will.

Manche erlauben das nicht, andere wollen Geldsummen, die in keinem Verhältnis zum Nutzen stehen.

Was kann man also tun? Man entwirft seine eigene Iristopographie! Doch die muß sich natürlich irgendwie von der Topographie des Kollegen XY unterscheiden, sonst wird der einen verklagen.

Das ist das eigentliche Dilemma, wenn es um die Topographie geht. Wer wissenschaftlich arbeitet, müßte seine Erkenntnisse der Allgemeinheit zugänglich machen, damit sie Verbreitung finden.

Ich brauche glücklicherweise keine neue Tafel zu erfinden, da ich die Topographien von Hense und die modifizierte von Deck verwenden darf. Vielen Dank der Firma Truw und dem Pastor Felke Institut!

Vor Jahren hatte ich bereits einmal Ärger bekommen, weil ich in einem Artikel über Irisdiagnose eine frühe Tafel von Pastor Felke abgebildet hatte. Natürlich habe ich dazugeschrieben, daß sie von Felke stammte. Das hat den Sobernheimer Kreis aber nicht gehindert, mich schwer anzugreifen. So gräbt man der Irisdiagnostik das Grab!

13.1 Radiale Einteilung der Iris

Es hat einige Vorschläge zur radialen Einteilung der Iris gegeben. Durchgesetzt hat sich das Zwölf-Uhr-System nach Deck. Es ist am einfachsten vorstellbar, da wir seit Kindesbeinen an mit der Uhr konfrontiert werden.

Abbildung 28: Zwölf-Uhr-System nach Deck

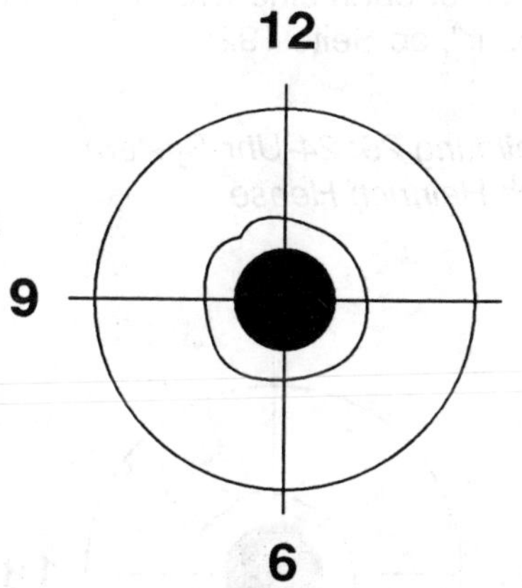

rechte Iris

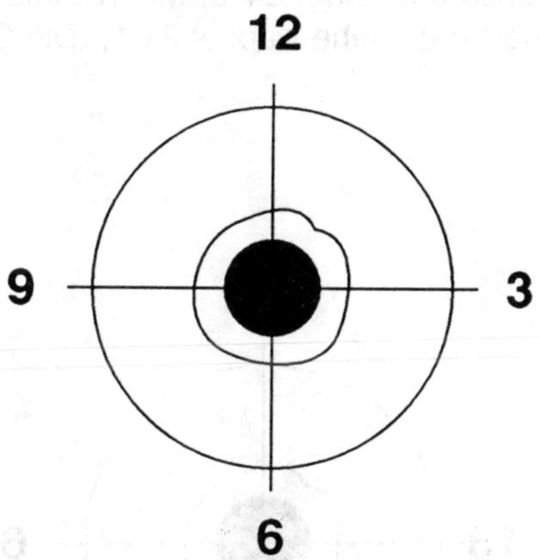

linke Iris

Wie bei der Uhr ist die Zwölf oben, die anderen Uhrzeiten entsprechend. Dem Vorteil der leichten Erinnerung an die Uhrzeit steht der Nachteil gegenüber, daß Organe, die beidseitig vorhanden sind, sich in der linken und rechten Iris an unterschiedlichen Uhrzeiten befinden.

Die Schilddrüse, z. B., die links bei 9 Uhr liegt, befindet sich rechts bei 3 Uhr. Entsprechend ist es bei anderen Organen.

Andere Einteilungen, ob nach Grad (360) oder Minuten (60) haben keine oder wenig (siehe Kapitel 13.5, „Topographie nach Deck", ab Seite 104) Verbreitung gefunden, weil sie keinen Vorteil bieten. Der „normale" Mensch lernt die Zwölf-Stunden-Einteilung der Uhr, nicht aber die Einteilung in Minuten oder Grad.

Der oft behauptete Vorteil der besseren Lokalisierbarkeit, weil Minuten oder gar Grad eine viel feinere Einteilung erlaubten, ist nicht vorhanden. Die zwölf Stunden werden wie bei der Uhr bei Bedarf weiter unterteilt:

- 12.30 h liegt also exakt halb zwischen zwölf und eins
- 3.10 h ist ebenso eindeutig bestimmbar wie 6.40 h

Einen Vorteil gegenüber der Zwölf-Stunden-Einteilung bietet nur Heinrich Hense mit seiner 24-Stunden-Einteilung, da er darin eine Organ-Uhr integriert hat (siehe Kapitel 21.1, „Die Organuhr", ab Seite 192).

Abbildung 29: 24-Uhr-System nach Heinrich Hense

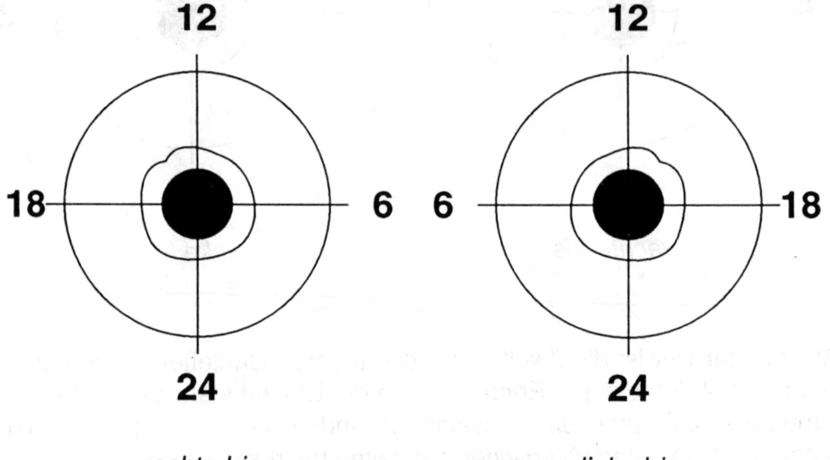

Die Zählung beginnt ventral und wird zur Nase hin fortgeführt.

Außerdem liegen so Organe, die beidseitig oder mittig vorhanden sind, an der gleichen Uhrzeit. Die Schilddrüse befindet sich deshalb in beiden Iriden bei sechs Uhr.

Trotz dieser Vorteile bleibt in der Praxis das Zwölf-Uhr-System meist das Mittel der Wahl, weil man es sich besser vorstellen kann. Da aber alles eine Sache der Übung ist, werde ich die Ortsangaben in diesem Buch im 24-Stunden-System angeben.

13.2 Zirkuläre Einteilung der Iris

Abbildung 30: Zirkuläre Einteilung der Iris

1 Magen, 2 Darm, 3 Blut und Lymphe, 4 Muskeln, 5 Knochen, 6 Haut

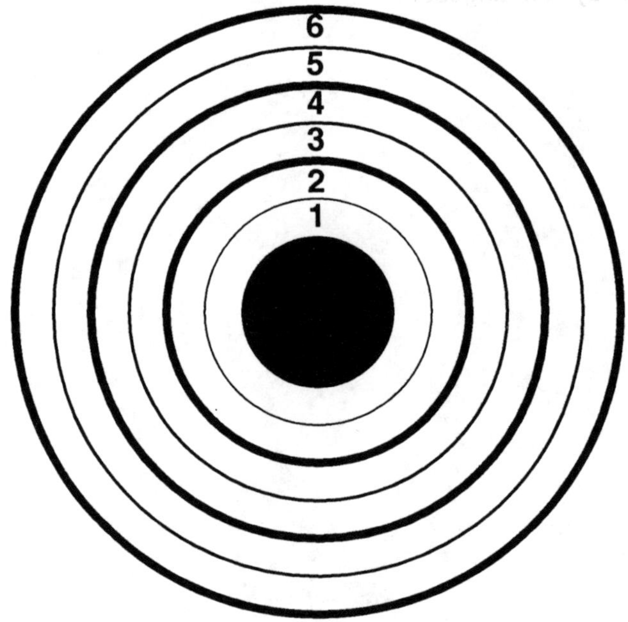

Die Iris wird ringförmig in sechs Zonen eingeteilt, von denen jeweils zwei zusammengehören. Diese Einteilung stimmt so aber nur für den Krausenbereich, also für Magen und Darm, und die Hautzone. Darstellbar ist auch die Vorstellung, daß die Stoffe aus dem Magen-Darm-Bereich in die Lymph- und Blutregion gelangen.

13.3 Frühe Topographien

Die erste Landkarte der Iris hat Ignaz von Péczely in den Homöopathischen Monatsblättern 1886 veröffentlicht. Hier dominieren eindeutig die Knochen. Interessant ist die Rolle, die laut Péczely offenbar der Lunge zukommt. Kein anderes Organ ist so groß dargestellt. Faszinierend erscheint mir, daß Péczely die Milz berücksichtigt hat. Noch heute wird sie in vielen Lehrbüchern der Anatomie und Physiologie nur mit ein oder zwei Absätzen abgehandelt.

Die Karte von Pastor Liljequist aus dem Jahr 1893 ist bereits detaillierter. Auch hier wird die Milz bereits dargestellt. Uneinigkeit herrscht bezüglich des Sitzes der Nieren. Während sie bei Péczely zur Pupille hin liegen (eine Krausenzeichnung ist noch nicht vorhanden), zeichnet Liljequist sie am Ziliarrand.

Gleichzeitig fangen die Irrtümer bezüglich der Geschlechtsorgane an. Liljequist konnte damals noch nicht wissen, daß die männlichen und weiblichen Geschlechtsorgane aus identischen Anlagen entstehen. Genetisch gleiche Anlage müssen sich in der Iris aber auch am selben Platz abzeichnen.

Liljequist darf man solche Mängel nicht ankreiden. Er war ein Pionier, der den anderen erst den Weg geebnet hat. Wer heute in ein Lehrbuch der Embryologie schaut, der könnte die Fehler seiner Topographie leicht erkennen.

Viele Forscher schotten sich gegeneinander ab. Aber auch das Vokabular wird immer nebulöser. Was früher schlicht „Iriszeichen" hieß, ist heute ein „ophthalmotropes Phänomen" (Angerer). Dieser Trend wird nicht etwa von Ärzten vorgegeben, bei denen man es wegen ihrer Ausbildung noch halbwegs verstehen könnte. Nein, es sind Heilpraktiker, die sich eigentlich klar und verständlich ausdrücken sollten, die den Sachverstand mit solchen Ausdrücken vernebeln.

Vielleicht meint man, mit diesen Ausdrücken endlich eine „Wissenschaftlichkeit" der Augendiagnose zu erreichen. Doch ob solch ein Etikettenschwindel Erfolg haben wird, muß ernsthaft bezweifelt werden.

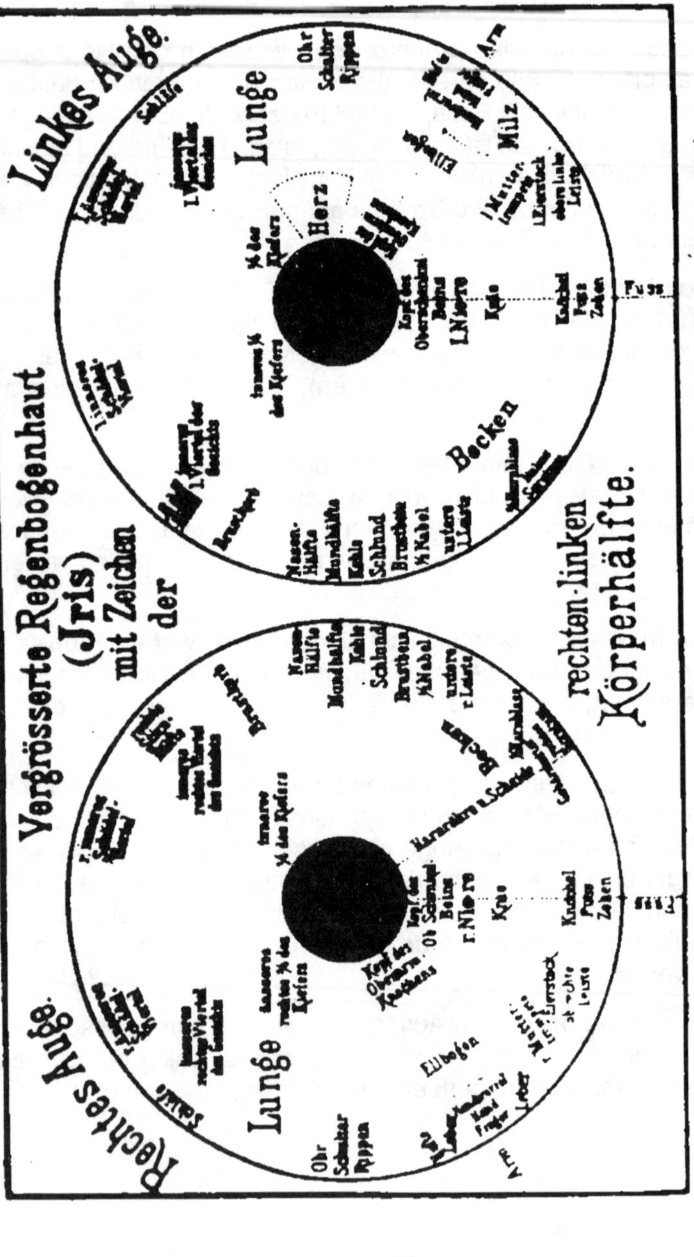

Die Orientierungsfigur zur Diagnose aus den Augen nach den Homöopathischen Monatsblättern 1886

Abbildung 31: Topographie von Ignaz von Péczely von 1886

Abbildung 32: Topographie von Pastor Liljequist aus dem Jahr 1893

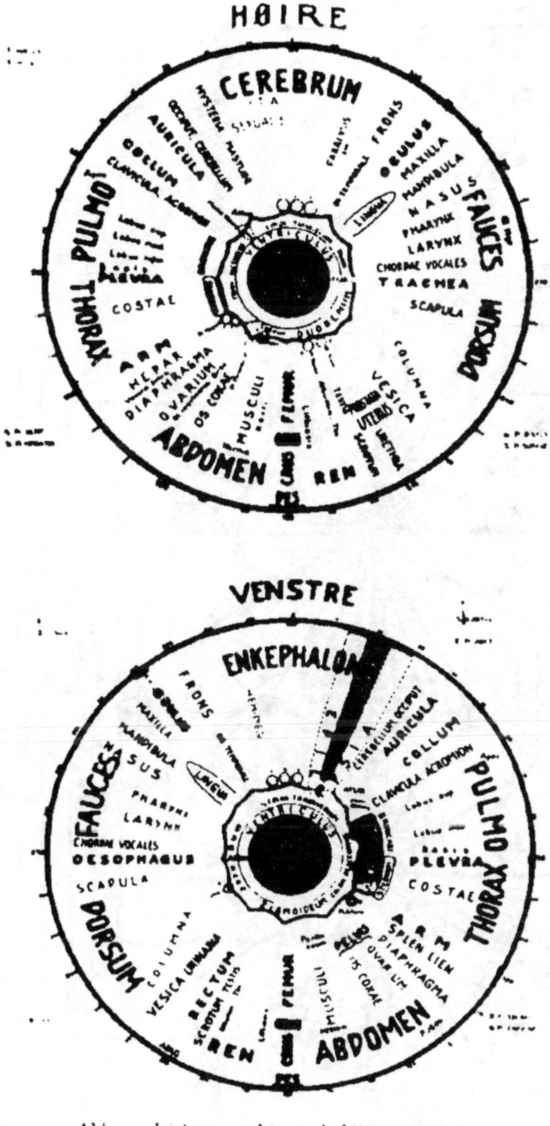

Abb. Iristopographie nach Liljequist (1893)

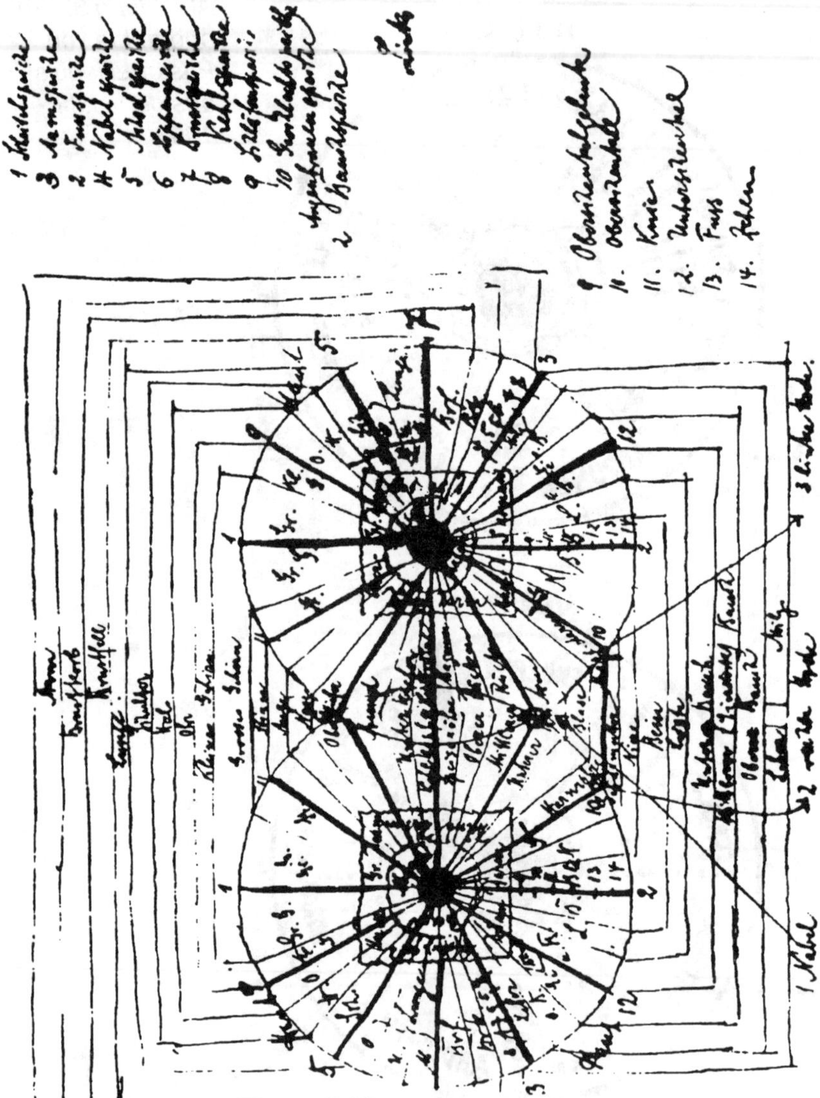

Abbildung 33: Topographie von Felke veröffentlicht vom Sobernheimer Kreis e. V.

13.4 Arbeiten mit der Topographie

Die Irisforscher haben Erstaunliches geleistet. Doch in ihrem Bemühen, eine Topographie zu schaffen, haben sie sich von ihrem Ziel, ein neues diagnostisches Mittel zu schaffen, immer weiter entfernt.

Man sieht den immer weiter verfeinerten Topographien an, daß sie immer weiter auf unser westlich-wissenschaftliches Denken hin entwickelt worden sind. Der Grundgedanke, die Konstitution des Menschen und seine Schwächen, mit einem Blick in die Iris zu erfassen und Hinweise darauf zu sammeln, ist dem Bemühen gewichen, eine schulmedizinische Diagnose zu stellen.

Das Bemühen mag ehrenhaft sein. Es kann aber nicht erfolgreich sein. Wer die Augendiagnose nach westlichem wissenschaftlichem Denken betreiben möchte („eine Ursache – eine Wirkung"), wird weder der Methode noch seinen Patienten gerecht.

Das Schauen auf eine Topographie, das Feststellen des erkrankten Organs, verführt zu falschen Schlußfolgerungen. Ein Organismus ist ein komplexes System aus Billionen von Zellen. Jeder menschliche Organismus hat also zehntausend mal mehr Zellen als es Menschen auf der Erde gibt.

Alle Zellen stehen vielfach in Wechselwirkung miteinander. Ein Prinzip des Lebens, die Reizbarkeit, sorgt dafür, daß jede Zelle, die einen Reiz erhält, eine Antwort darauf gibt. Diese Antwort bewirkt woanders wieder einen Reiz, der ebenfalls beantwortet werden muß.

Der Organismus hat sich ein vielfältiges Repertoir an Möglichkeiten geschaffen, diese vielen Informationen zu übertragen, zu filtern und auszuwerten.

Wir sehen die Wirkung und schließen fälschlich auf eine Ursache. Beispiele dafür gibt es genug.

Als vor ein paar Jahren ein Robbensterben um sich ging, hat man eifrig nach dem „Erreger" gesucht und schließlich auch einen gefunden. Das hat viel Geld gekostet. Billiger wäre die Erkenntnis gewesen, daß das Abwehrsystem der Robben Dank unserer andauernden Gifteinleitung in das Meer nach und nach so schwer geschädigt worden ist, daß das Abwehrsystem nicht mehr fähig war, die Robben gegen weitere Schädigungen zu schützen.

So eine Nachricht wäre aber unerwünscht. Wenn die Robben am von uns vergifteten Wasser krepieren, könnte natürlich der ein oder andere auf den Gedanken kommen, daß diese Giftbrühe auch für Menschen schädlich sein könnte. Wer würde dann noch an den Strand fahren?

Nebenan sterben die Bäume. Wir suchen nach Erregern. Daß die Bäume in unserem Dreck nicht überleben können, daß wir ihnen durch Kanalisierungen das Wasser abgraben, ihre Wurzeln zerstören beim Verlegen von Telefonkabeln, das wollen wir nicht wahrhaben. Glücklicherweise haben wir auch dort einen Schuldigen gefunden, den Borkenkäfer.

Wir suchen also ein Impfserum gegen das Virus, das angeblich das Robbensterben verursacht, wir kalken den Wald und stellen Borkenkäferfallen auf. Dafür wird viel Geld ausgegeben. Dafür bekommt man auch leicht Forschungsgelder – und einen guten Ruf.

Trotzdem ist das alles nichts als ein modernisierter Ablaßhandel. Wer sich früher erdreistet hatte, an Ehebruch mit der schönen Nachbarin zu denken, der kaufte sich dafür von der Hölle frei. Heute erleichtern wir unser Portemonnaie, weil das immer noch viel bequemer ist, als all den Müll und das Gift zu vermeiden, das wir produzieren oder produzieren lassen (wobei wir unsere Hände in Unschuld waschen können).

Wir empören uns über „unhaltbare" Zustände in Tiermästereien. Derweil stärken wir uns beim Genuß der Wurst, die diesen unhaltbaren Umständen zu verdanken ist.

Wer entrüstet sich nicht über grausame Tierversuche und nimmt die Beruhigungstablette, die mit diesen grausamen Tierversuchen entwickelt worden ist?

Man bräuchte diese Beruhigungstablette nicht, wenn man sich nicht über diese Tierversuche aufregen würde. Aber so denken wir nicht, weil wir meist nicht in der Lage sind, die Zusammenhänge zu überblicken.

Deshalb ist es ganz entscheidend wichtig, daß wir uns in der Iris nicht in schulmedizinisches Denken verwickeln lassen.

„Eine Ursache – eine Wirkung" gibt es nur bei ganz harten Giften oder sonstigen schwersten Einwirkungen. Ansonsten summieren sich viele verschiedene Reize über einen längeren Zeitraum zu letztlich einer Wirkung.

Manchmal scheint die Ursache-Wirkungsbeziehung ganz einfach zu sein, wenn wir z. B. in ein Hundehäufchen treten. Der Hund hat da hin gemacht, kein Zweifel! Doch wo sollte er sonst hinmachen? Den Gebrauch des Wasserklosetts wird er nicht lernen. An der (kurzen) Leine soll er gehen, da sind sich die meisten Zeitgenossen einig. Unseren Dreck wegzumachen, sind wir zu bequem, warum sollten wir den Dreck des Hundes beseitigen (zumal wir noch Hundesteuer bezahlen müssen? Da soll doch die Gemeinde tätig werden, die die Steuer einnimmt!)? Aber selbst, wenn wir es täten. Das Häufchen taucht immer wieder auf, ebenso wie unser eigenes, bis es biologisch abgebaut worden ist!

Manche Häufchen, z. B. die aus der grausamen Tierhaltung, sind sogar geschätzt. Sie landen auf den Feldern, von denen wir später essen werden. Das Häufchen findet sich als Nitrat im Salat und immer häufiger im Trinkwasser.

Die Wirkung kennen wir aus der Schilderung des Patienten, aber die Zusammenhänge sollen wir in der Iris suchen. Darin liegt auch der einzigartige Vorteil der Irisdiagnostik!

Wenn Sie unbedingt eine schulmedizinische Diagnose erhalten wollen, dann wenden Sie die klinischen Untersuchungsmethoden an.

In der Iris suchen Sie nach Hinweisen – deshalb heißt es ja auch Hinweisdiagnostik – für die Ursachen einer Erkrankung. Geben Sie sich nicht mit einem Hinweis zufrieden. Erst eine Kette von Hinweisen führt Sie letztlich zur augendiagnostischen Diagnose. Diese Kette wird Kausalkette genannt. Darin versucht man, möglichst vielen der verursachenden Faktoren auf die Spur zu kommen, um sie dann gezielt zu behandeln.

Wenn es uns gelingt, diese Kausalkette aufzustellen, werden wir am Anfang dieser Kette mit unserer Behandlung ansetzen und so den Erfolg erzielen, der den Vorbehandlern nicht möglich war, weil sie an der falschen Stelle mit der Behandlung ansetzten.

13.5 Topographie nach Deck

Den Abdruck der Iristafeln nach Deck hat uns das Pastor Felke Institut freundlicherweise genehmigt. Es sind die Original-Topographien nach Deck von 1954, die aber in den Jahren 1990 und 1991 durch die Kollegen

Abbildung 34: Rechte Iris nach Deck

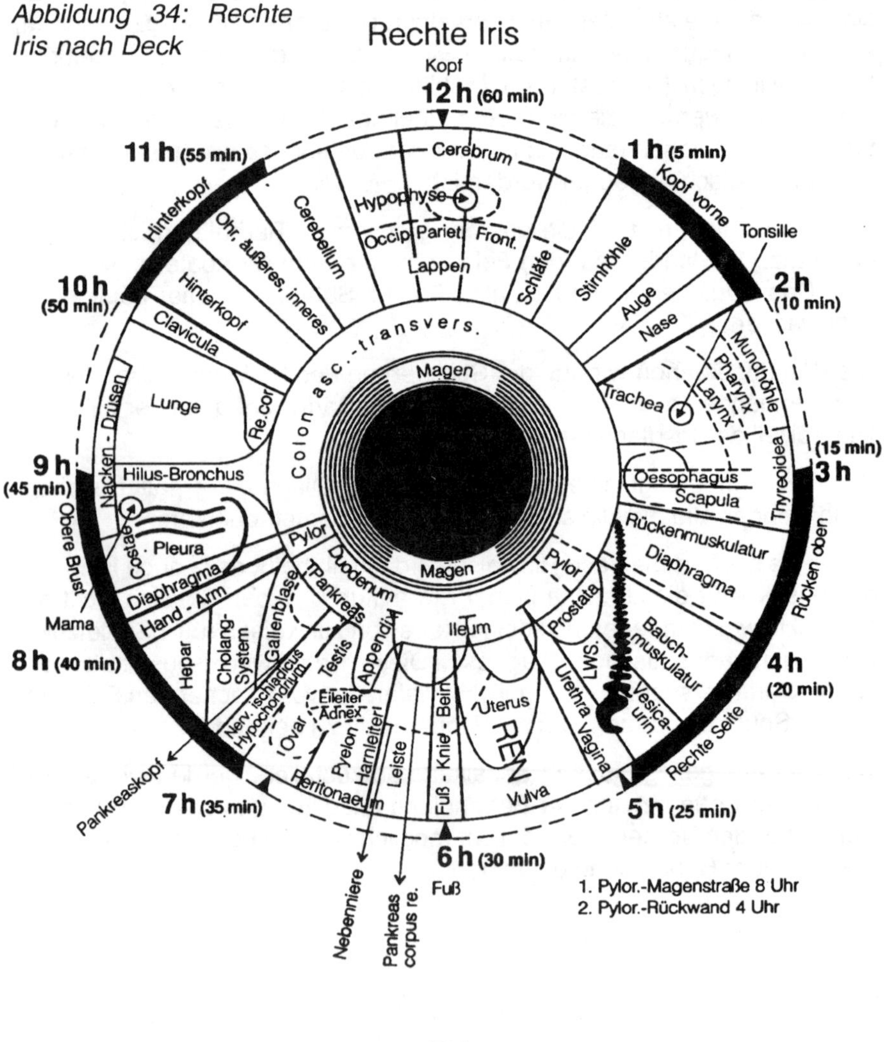

Josef Karl, München, einen Vertreter der Angerer-Schule, und Rudolf Stolz, einen Vertreter der Deck-Schule in den Ettlinger Kursen leicht verändert wurde, um sie zu vereinheitlichen.

Abbildung 35: Linke Iris nach Deck

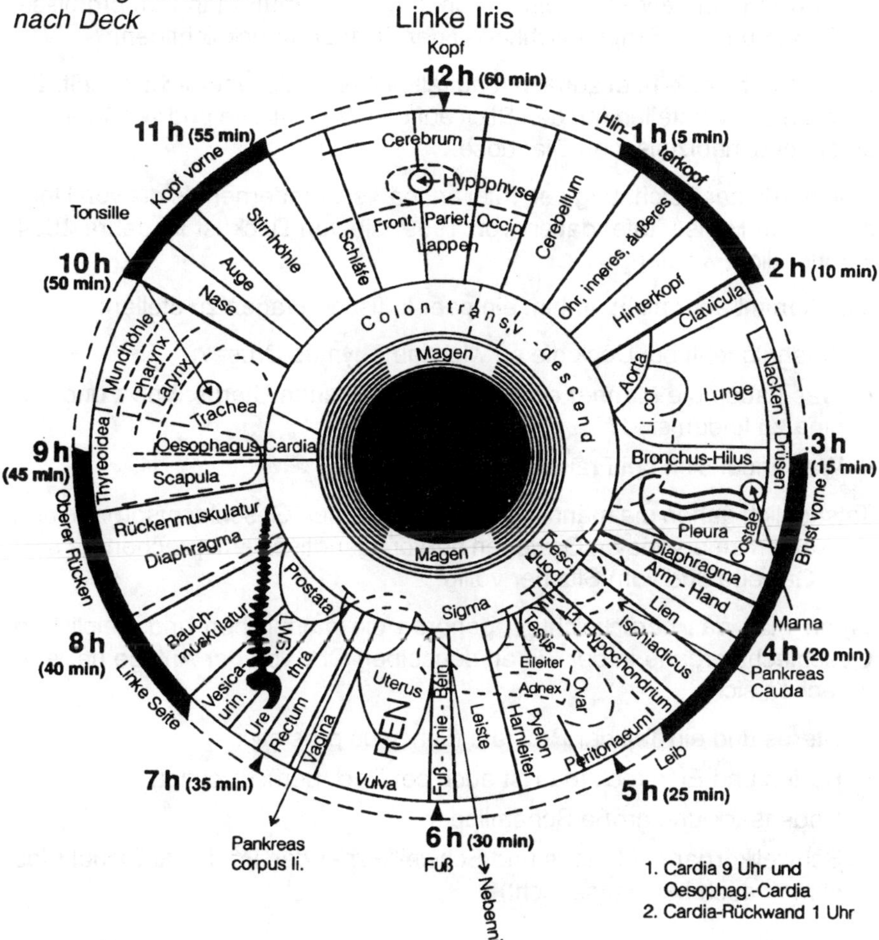

Es ist das Bestreben des Pastor Felke Instituts unter Leitung des Kollegen Willy Hauser, die Irisdiagnose auf eine einheitliche Grundlage zu stellen.

Das erkennt man an der Iristafel u. a. daran, daß dle zirkuläre Einteilung nach Angerer mit 60 Minuten berücksichtigt worden ist. Diese Einteilung wird ansonsten kaum noch gebraucht, weil sie keine Vorteile aufzuweisen hat.

Doch wenn man etwas vereinheitlichen möchte, muß man Kompromisse schließen und die Empfindlichkeiten der Partner berücksichtigen.

Was an der Deck-Tafel zunächst auffällt, ist die gute Übersichtlichkeit. Zu viele Details verstellen nur den Blick auf das Wesentliche und verführen zu einer schulmedizinischen Diagnose.

Man merkt der Zeichnung der Tafel an, daß sie moderner als die von Hense ist. Die Hense-Tafel datiert von 1909, die von Deck ist im Jahre 1954 veröffentlicht worden.

Man kommt aber nicht umhin, ein paar kritische Fragen zu stellen:

- Weshalb fehlt bei Deck die so wichtige Thymus-Drüse?
- Was haben die Männer dort, wo bei den Frauen Uterus, Vulva und Vagina zu finden sind?
- Was findet sich bei Frauen im Prostata-Feld?

Tatsächlich gehen die männlichen und weiblichen Geschlechtsorgane aus denselben embryonalen Geweben hervor. Genetisch entsprechen sie sich vom Gewebe und vom Sitz her völlig.

Wenn man das berücksichtigt, gehören die männlichen und weiblichen Geschlechtsorgane in der Iris an denselben Ort. Von der Anlage her entsprechen sich:

- Uterus und ein Teil der Prostata (Utriculus prostaticus)
- Hoden und Eierstock (das ist auch bei Deck berücksichtigt)
- Hodensack und große Schamlippen
- Schwellkörper mit Klitoris und Schwellkörper des Penis mit Eichel (das stimmt auch bei Hense nicht)

- Die kleinen Schamlippen entsprechen beim Mann der Naht von der Vorhaut bis zum After. In der Iris entspricht das der Lage von Penis und kleinen Schamlippen

Wenn die Lage der Organe in der Iris genetisch bestimmt ist, kann die Tafel nach Deck im Bereich der Geschlechtsorgane also nicht richtig sein.

Leider tun sich auch ansonsten recht viele Unterschiede auf, bei denen aber nicht mehr so einfach zu bestimmen ist, wer Recht hat. Hier seien nur einige genannt:

- Wo bei Deck der N. ischiadicus zu finden ist, zeigt Hense das Knochenmark
- Das Bauchfell liegt bei Hense an der Krause, bei Deck am Ziliarrand
- Die Lage der Wirbelsäule ist bei beiden völlig anders
- Die Brustdrüse befindet sich bei Deck viel tiefer als bei Hense
- Dasselbe trifft auf Luftröhre, Mandel zu
- Die Schilddrüse liegt bei Deck am Ziliarrand, bei Hense zur Krause hin

Bei so vielen Unterschieden nimmt es nicht Wunder, wenn die Irisdiagnose viel Kritik auf sich zieht. Muß man nun verzweifeln? Stimmt die Augendiagnose nicht?

Zum Verzweifeln gibt es keinen Grund! Bitte erinnern Sie sich an meine Mahnung, Mut zur Lücke zu haben! Wenn wir etwas großzügig denken, wenn wir die Details außer Acht lassen, die uns ohnehin nur zu einer schulmedizinischen Diagnose verführen, dann stimmt die grobe Richtung bei beiden überein.

Wo bei Hense der Bauchnabel ist, findet sich bei Deck die Bauchmuskulatur. Das ist kein Widerspruch, der Nabel liegt ja inmitten der Bauchmuskulatur!

Die fehlende Thymusdrüse fügen wir bei Deck ein, die Geschlechtsorgane vereinigen wir dort. Schon stimmt die Tafel mit Hense überein! Die Schilddrüse ist ein hormonelles Organ. Wir werden sie von den übrigen Organen im selben Sektor also leicht differenzieren können!

So lösen sich die meisten Widersprüche auf und zeigen einen gemeinsamen Kern, auf dem wir in unserem Studium aufbauen können.

13.6 Topographie nach Hense

Schon der erste Blick in die Iristafel von Hense zeigt eine ganze Reihe von Unterschieden zu anderen Tafeln:

- die Einteilung in vierundzwanzig Stunden

Abbildung 36: Rechte Iris nach Hense

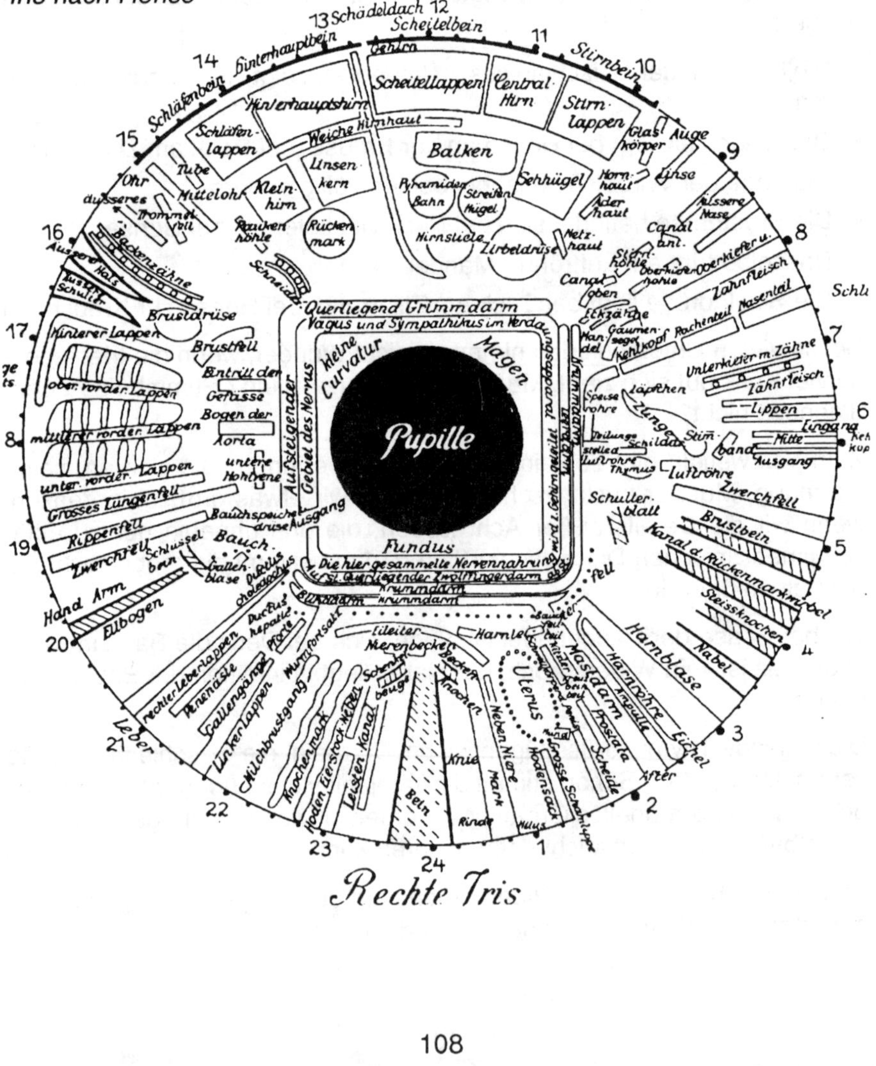

- die Feineinteilung in Viertelstunden
- die anders gestaltete Magen-Darm-Region mit Betonung des Nervensystems
- Bezeichnung der meisten Organe in deutsch

Abbildung 37: Linke Iris nach Hense

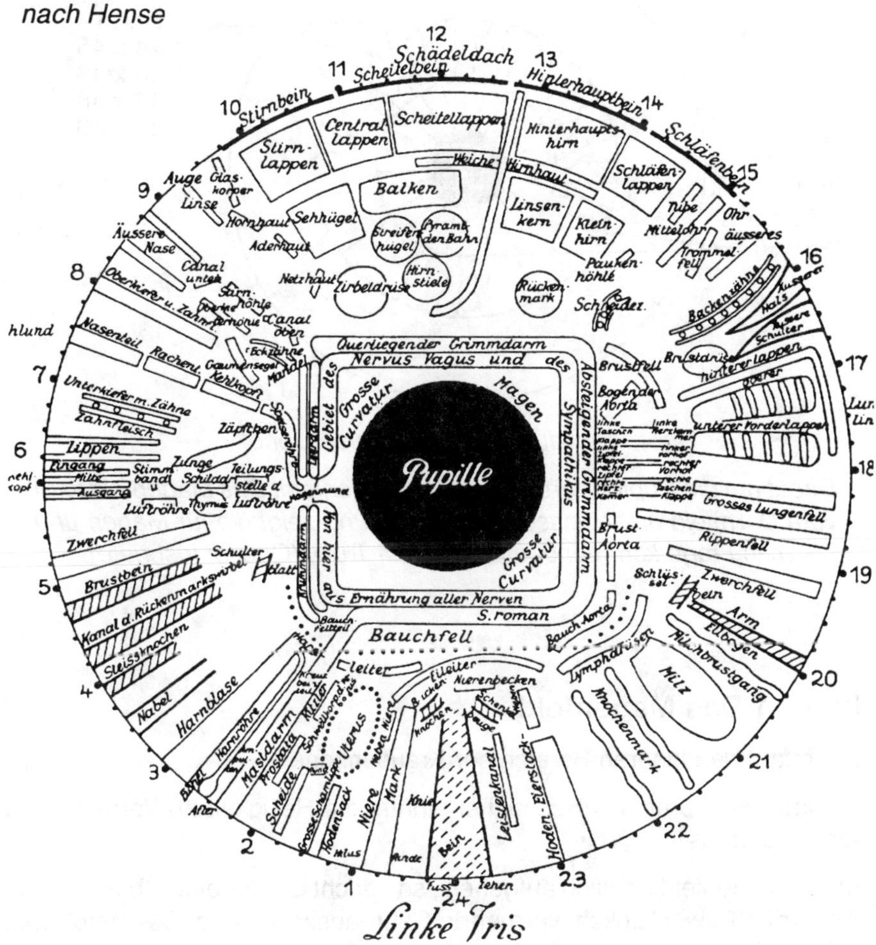

13.6.1 Die Krausenzone

In der Krausenzone liegen die Reflexzonen des Magens und des Darmes. Außerdem sieht Hense hier das vegetative Nervensystem.

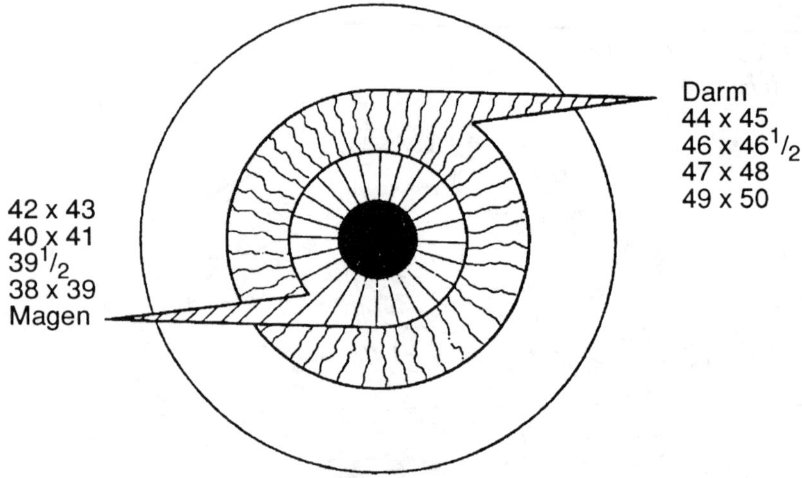

Abbildung 38: Die Krausenzone

Direkt um die Pupille herum liegt das Magenfeld. Das Magenfeld wird vom Darmfeld umschlossen. Die Abbildung zeigt die für Magen und Darm in Frage kommenden Composita Truw. (Quelle: Irisbriefe)

13.6.1.1 Das Magenfeld

Es umfaßt den inneren Bereich der Krausenzone.

Grundsätzlich prüfen wir zunächst einmal die Helligkeit im Verhältnis zu der übrigen Iris.

Ist das Magenfeld deutlich aufgehellt, so spricht das für eine Überfunktion: übergroße Beweglichkeit, vermehrte Säureausscheidung. Das heißt aber nicht, daß ein Magengeschwür vorhanden ist. Magengeschwüre werden zwar von Übersäuerung begünstigt, können aber auch bei normaler Säure oder gar Untersäuerung vorhanden sein. Ursächlich ist ein Bakterium, Heliobacter pylori, das die Schleimschicht zerstört und so die Säure an die Magenwand gelangen läßt. Dadurch kommt es zur Ausbildung des Magengeschwürs.

Finden wir eine Abdunkelung, so denken wir an verminderte Säureausscheidung, Atrophie der Magenschleimhaut.

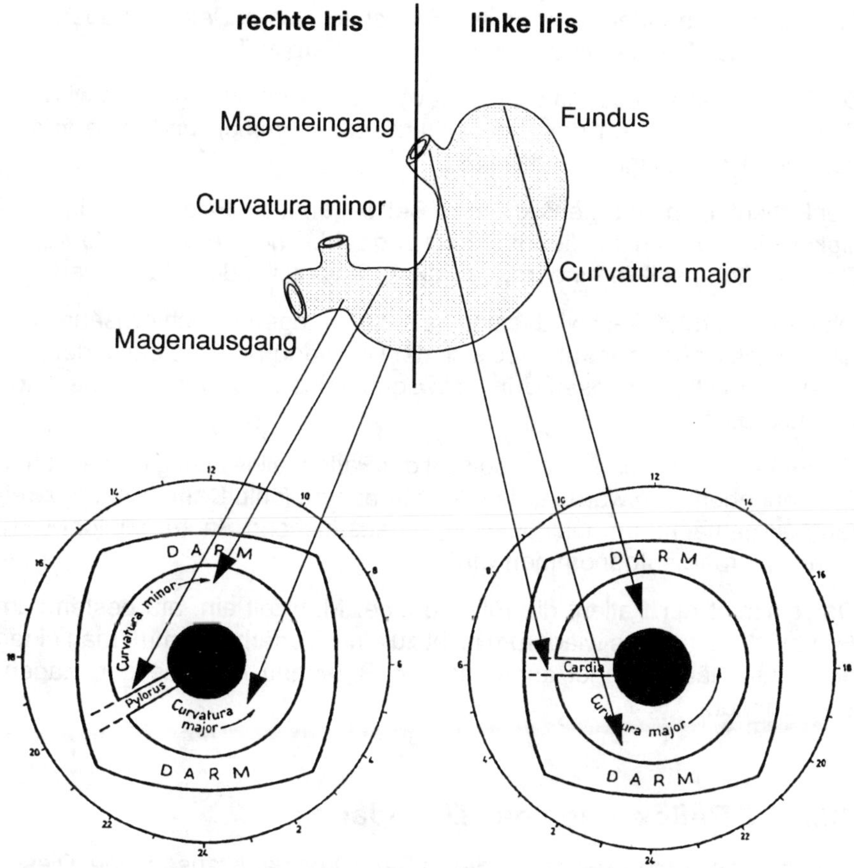

Abbildung 39: Das Magenfeld in der rechten und linken Iris

(Quelle: Irisbriefe Truw)

Da die Iriszeichen immer über einen langen Zeitraum informieren, ist es sinnvoll, die augenblickliche Situation mit zusätzlichen diagnostischen Maßnahmen zu prüfen, wenn es nötig erscheint.

Das beste Mittel dazu ist die Desmoid-Probe. Sie belastet den Patienten überhaupt nicht, bringt aber die für uns nötige Information über die Säureverhältnisse im Magen.

Die Desmoid-Pille „Pohl" erhält der Patient in einer Doppelpackung in der Apotheke. Es handelt sich um ein Säckchen, das mit einem Faden verschlossen ist. Darin befindet sich ein blauer Farbstoff.

Der Faden löst sich bei Anwesenheit von Salzsäure auf. Dadurch wird der Farbstoff frei, der von der Schleimhaut aufgenommen und unverändert über den Harn ausgeschieden wird.

Der Patient nimmt morgens, noch im Bett liegend, die Pille mit wenig Flüssigkeit ein, legt sich auf die linke Seite und schläft noch eine Stunde weiter. Diese Haltung soll verhindern, daß die Pille vorzeitig den Magen verläßt.

Mit diesem ersten Test wird festgestellt, ob genügend Nüchternsäure vorhanden ist. Ist das der Fall, wird sich der Urin verfärben und entweder blau – bei einem eher farblosen Urin – bzw. grün aussehen, wenn er eine gelbe Grundfarbe hat.

Findet keine Verfärbung statt, obwohl der Patient alles richtig gemacht hat, muß angenommen werden, daß Nüchternsäure fehlt. Dann wird ein zweiter Test gemacht, um festzustellen, ob ausreichend Säure gebildet wird, wenn Nahrung aufgenommen wird.

Dafür nimmt der Patient die Pille zu einer Mahlzeit ein, am besten zum Frühstück. Kommt es wiederum nicht zu einer Verfärbung, muß man einen absoluten Säuremangel annehmen, z. B. wegen Atrophie der Magenschleimhaut.

13.6.1.2 Reflexzonen des Dünndarms

Sie umfassen einen Teil des äußeren Bereiches der Krausenzone. Diesen Teil, in Abbildung 38 zu sehen, teilen sich Dünn- und Dickdarm.

In der rechten Iris reicht der Dünndarm von 8-22 Uhr. Dort beginnt der Blinddarm.

In der linken Iris finden wir die Zone des Dünndarms von 2-8 Uhr.

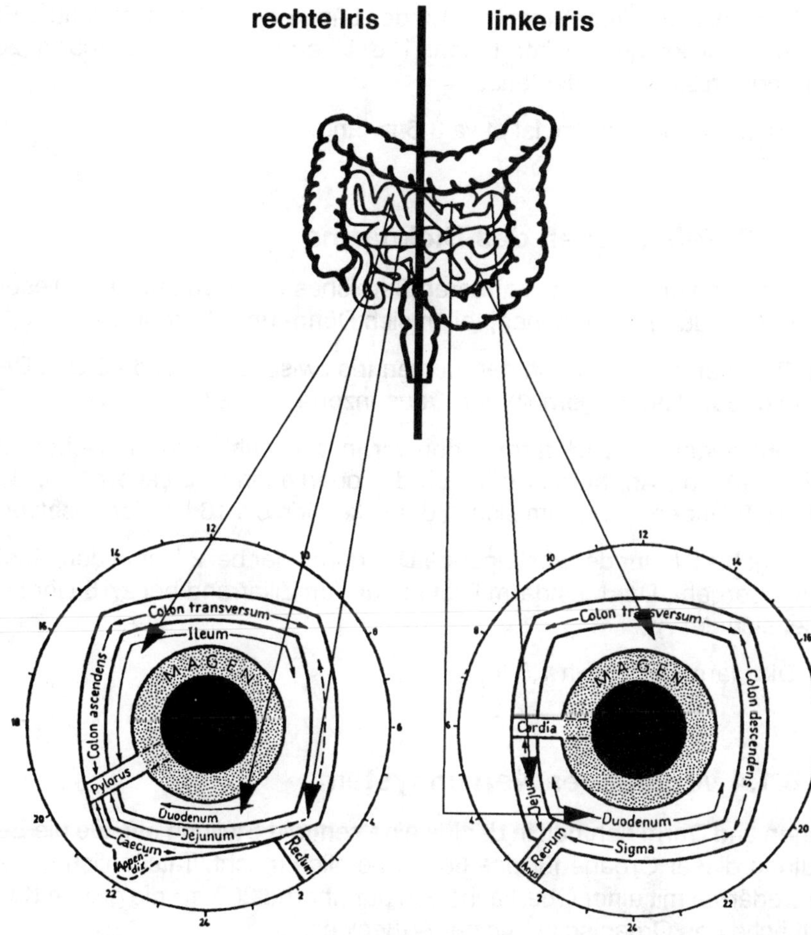

Abbildung 40: Dünndarm in rechter und linker Iris

(Quelle: Irisbriefe Truw)

Der Zwölffingerdarm (Duodenum) ist in der Abbildung 40 größtenteils vom Dickdarm verdeckt. Er mißt nur etwa 25 cm.

Der Leerdarm (Jejunum) macht etwa 40% der Länge des Dünndarms aus. Es liegt mehr links und oben im Bauchraum.

Der Krummdarm (Ileum) macht 60% der Länge des Dünndarms aus. Er liegt mehr links und weiter unten. Die Übergänge von Leerdarm zu Krummdarm sind aber fließend.

Der Dünndarm insgesamt ist etwa 3-5 m lang.

13.6.1.3 Reflexzonen des Dickdarms

Sie umfassen einen Teil des äußeren Bereiches der Krausenzone. Diesen Teil, in Abbildung 38 zu sehen, teilen sich Dünn- und Dickdarm.

Den Blinddarm finden wir in der rechten Iris zwischen 21 und 22 Uhr. Der Wurmfortsatz liegt außerhalb der Krausenzone bei 22 Uhr.

Den aufsteigenden Dickdarm finden wir in der rechten Iris zwischen 21 und 16.30 Uhr. An ihn schließt sich der querliegende Dickdarm an, der sich bis 9 Uhr erstreckt, um sich in der linken Iris bis 16 Uhr fortzusetzen.

Ihm folgt bis 21 Uhr der absteigende Dickdarm, der bei 2 Uhr in den Mastdarm übergeht. Der Mastdarm liegt radial. Am Ziliarrand bei 2.15 Uhr befindet sich der After.

Der Dickdarm mißt etwa 1,5 m.

13.6.1.4 Vegetatives Nervensystem

Magen und Darm nehmen in der Iris eine zentrale Stellung ein, die die Bedeutung dieser Organe für das Leben deutlich macht. Tatsächlich bilden die Gedärme mit einer Oberfläche von annähernd 200 m^2 die größte Kontaktfläche des Organismus mit der Außenwelt.

Es ist deshalb nicht verwunderlich, daß an dieser Kontaktfläche eine große Anzahl Abwehrkräfte versammelt sind, ebenso wie eine umfangreiche Innervation.

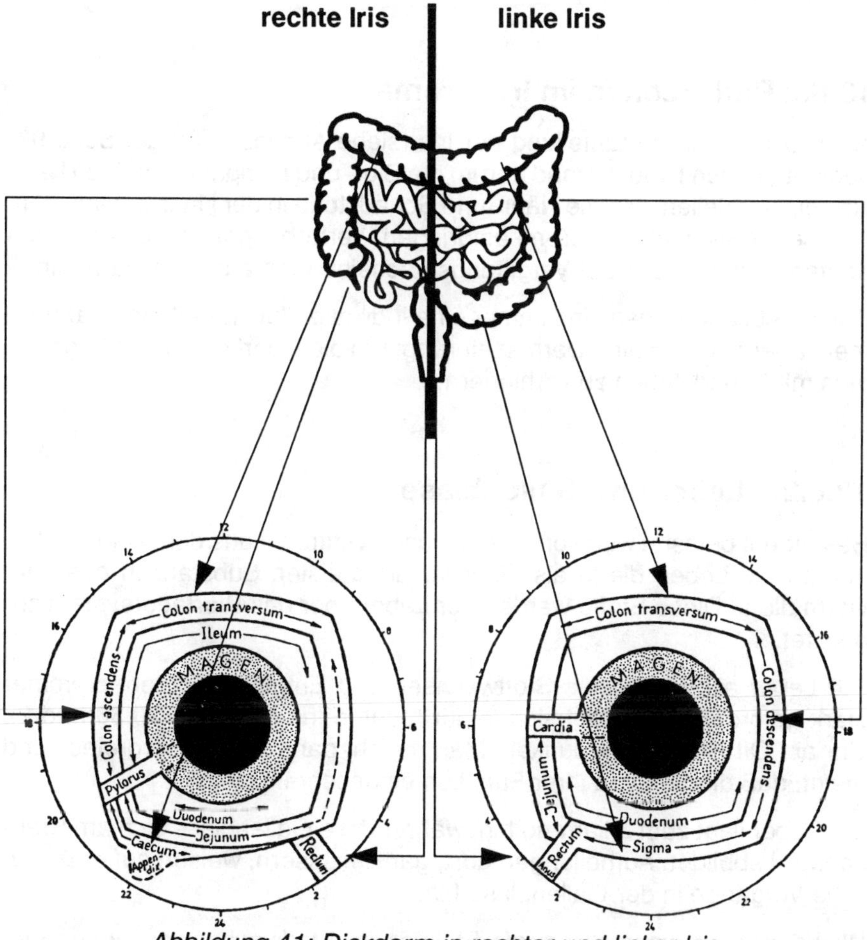

Abbildung 41: Dickdarm in rechter und linker Iris
(Quelle: Irisbriefe Truw)

Hense sieht deshalb am und um den Krausenrand herum den Ort, wo sich das vegetative Nervensystem abbildet, wenn es gestört ist. Gibt es keine

Störung, so sucht man danach vergeblich (siehe Kapitel 20, „Der Nervenkreislauf", ab Seite 181).

13.6.2 Reflexzonen im Irisstroma

Nach der zirkulären Einteilung der Iris (siehe Abbildung 30 auf Seite 96) beginnt um den Krausenrand herum die Blut- und Lymphregion. Man kann sich gut vorstellen, wie die Nähr- und Schadstoffe in der Nahrung aus dem Krausenbereich in diese Zone eindringen. Verfärbungen in dieser Region deuten deshalb auch auf Vergiftungserscheinungen aus dem Darm hin.

Solche Auflagerungen sind immer eine Indikation für Ausleitungsmaßnahmen, aber auch für eine Darmsanierung, um die Überflutung des Organismus mit Schadstoffen zu verhindern.

13.6.2.1 Leber und Gallenblase

Besonders belastet wird von einer solchen Giftfracht aus dem Darm naturgemäß die Leber, die ja als Filter für die meisten Substanzen aus dem Darm dient. Diese Stoffe werden der Leber über das Pfortadersystem zugeleitet.

Die Leber als wichtigstes Stoffwechsel- und Entgiftungsorgan ist immer stark gefordert. Sie bildet sich in der rechten Iris zwischen 20.30 und 22 Uhr ab. Oft ist sie abgedunkelt. Man spricht dann vom Leberdreieck und meint, daß die Leber in ihrer Funktion eingeschränkt ist.

Die Leber liegt zum Ziliarrand hin, während die Gallenblase sich am Krausenrand abbildet. Aufhellungen dort, gar Reizfasern, weisen auf entzündliche Vorgänge in der Gallenblase hin.

Weil die Leber eine so zentrale Stellung im Stoffwechselgeschehen einnimmt, wird man dieser Zone sicherlich immer große Beachtung schenken müssen.

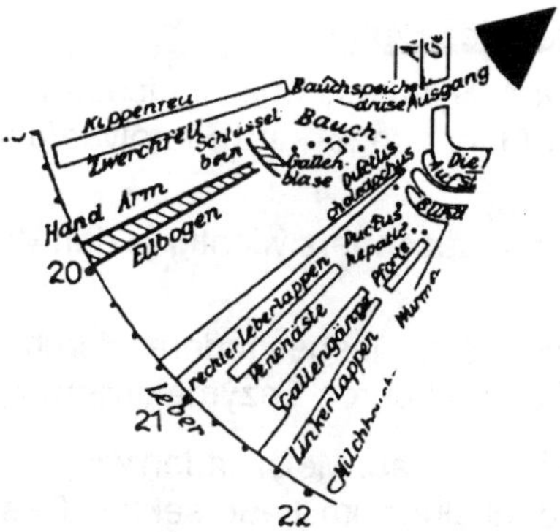

Abbildung 42: Der Lebersektor

In der rechten Iris bildet sich die Leber zwischen 20.30 und 22 Uhr ab.

Die Bauchspeicheldrüse liegt bei 19.30 Uhr.

13.6.2.2 Milz

Die Milz gilt immer noch als geheimnisvolles Organ. Zumindest findet man über ihre Funktion in gewöhnlichen Lehrbüchern nicht allzu viel. Immer noch meint man, auf die Milz verzichten zu können.

Tatsächlich hat die Milz viele regulierende Funktionen. Ohne diese Regulation kann man auch leben, aber nicht so gut. Bei Menschen, denen aufgrund eines Autounfalls die Milz entfernt wurde, konnte man feststellen, daß sich

- Alterung schneller einstellt
- die hormonelle Regulation verschlechtert
- Herz- und Kreislaufprobleme auftreten

Die Milz bildet sich recht früh zurück. Mit 50 weist die Milz nicht mehr lymphatisches Gewebe auf als die eines einjährigen Kindes. Die Hauptaktivität der Milz entfaltet sich in der Pubertät.

Trotzdem kann sie gerade auch in den Wechseljahren und im Alter sehr nützliche Funktionen erfüllen, wenn sie zu vermehrter Tätigkeit angeregt wird. Die Hauptaufgaben der Milz sind gerade in dieser Zeit gefordert:

- Regulationsfaktor des hämopoetischen Systems, insbesondere
  - Abbau überalterter Blutkörperchen

   - Stimulation der Blutbildung
   - Regulation der Fließeigenschaften des Blutes
   - Regulation der Blutgerinnung durch Synthese und Speicherung von Gerinnungsfaktoren, Abbau von Gerinnungs- und Fibrolysefunktionen
- Regulation des hormonellen Systems (besonders wichtig in den Wechseljahren)
- Regulation des Stoffwechselgeschehens, insbesondere durch Einschleusung von Glukose in die Zellen und durch Enzymaktivierung

Die Milz bildet sich in der linken Iris bei 21 Uhr ab. Meist finden wir hier eine Abdunkelung, entsprechend der Abdunkelung im Lebersektor. Deshalb spricht man auch hier vom Milzdreieck.

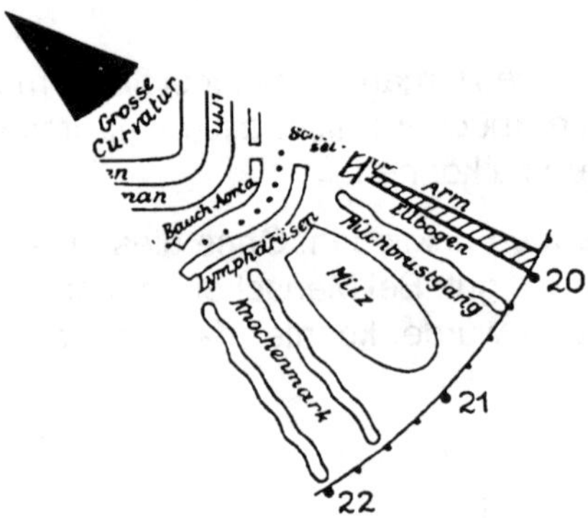

Abbildung 43: Der Milzsektor

In der linken Iris bildet sich die Milz bei 21 Uhr ab.

Relativ häufig findet man eine Transversale vom Milz- in den Herzsektor aufsteigen. Die Vermutung, dies könnte ein Hinweiszeichen auf einen drohenden Herzinfarkt sein, hat sich nicht bestätigt. Allerdings liegt in diesem Fall die Vermutung nahe, daß die Kreislauf regulierende Funktion der Milz gestört ist. Achten Sie auf Stauungen und die Blutviskosität!

Für die Aktivierung der Milz sind gute Möglichkeiten vorhanden. Besonders bewährt hat sich die Gabe (in Form von Dragees oder Injektionen) von Milzextrakt (Solcosplen). Aber auch mit Ceanothus cps. Truw (57) oder Injektion an den Milzpunkt (Ende der 11. Rippe links, z. B. mit AP III[7]) werden gute Erfolge erzielt.

13.6.2.3 Pankreas

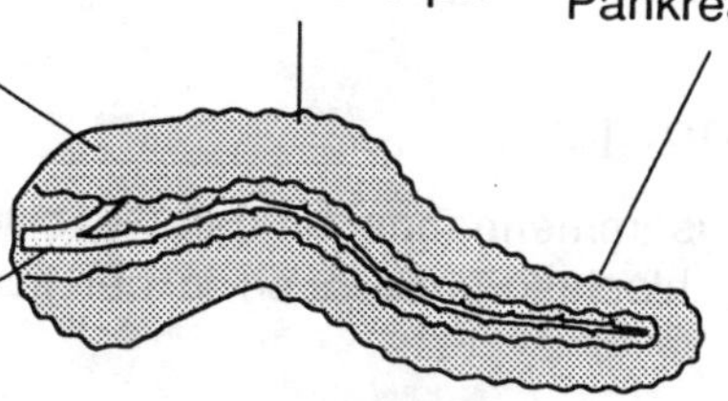

Abbildung 44: Die Bauchspeicheldrüse

Die Bauchspeicheldrüse ragt mit ihrem Kopf weit in die rechte Körperhälfte hinein. Der Körper verteilt sich in rechter und linker Körperhälfte. Der Schwanz stößt links an die Milz an.

Nach der allgemeinen Regel, daß sich Organe, die in beiden Körperhälften vorhanden sind, auch beidseitig abbilden, müßten wir erwarten, in der Iristafel mehrere Pankreaszonen zu finden.

Tatsächlich findet sich bei Hense nur eine Zone in der rechten Iris bei 19.30 Uhr (Abbildung 42). Wenn man die rechte Iris auf die linke „umklappt", müßte sich eine weitere Pankreaszone in der linken Iris bei ebenfalls 19.30 liegen.

Deck zeigt noch zwei weitere Zonen für den Pankreaskörper bei kurz nach 6 Uhr in der rechten Iris (Abbildung 34) und kurz vor 7 Uhr in der linken Iris (12-Stunden-Uhr, Abbildung 35).

Da die Bauchspeicheldrüse eine Doppelfunktion als exokrine und endokrine Drüse spielt, müssen wir sie immer im Zusammenhang mit anderen or-

7. Steigerwald

ganen beurteilen. Einerseits zusammen mit den Verdauungsorganen, andererseits zusammen mit den hormonellen Organen.

Eine violette Verfärbung des Magens („Morgenrotmagen") deutet auf Zuckerkrankheit hin. Aber Vorsicht! Ein einfacher Blutzuckertest reicht nicht aus. Um eine latente Zuckererkrankung festzustellen, muß ein Zuckerbelastungstest (Glukosetoleranztest) durchgeführt werden.

13.6.2.4 Die Harnorgane

Wegen des engen Zusammenhangs mit den Geschlechtsorganen finden sich Harn- und Geschlechtsorgane auch in der Iris in enger Nachbarschaft.

Beide liegen im Bereich zwischen 22.30 und 3.15 Uhr.

Die Harnblase liegt um 3 Uhr, bei 2.30 Uhr findet sich die Harnröhre. Die Harnleiter erstrecken sich zwischen 3 und 24 Uhr (am Krausenrand) bis zur Niere, die zwischen 24 und 1 Uhr liegt.

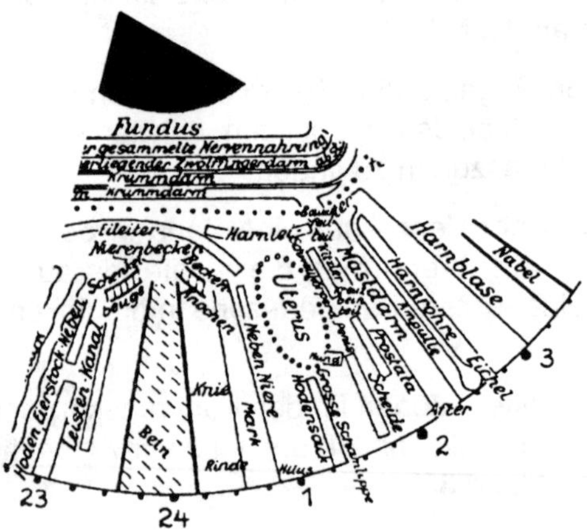

Abbildung 45: Der Urogenitalsektor rechts

13.6.2.5 Die Geschlechtsorgane

Wie bereits früher erläutert, sind die Geschlechtsorgane in den meisten Iristafeln falsch eingezeichnet. Wenn wir davon ausgehen, daß die Irissektoren genetisch bestimmt sind, müssen sich die männlichen und weiblichen Geschlechtsorgane in der Iris an den entsprechenden Stellen finden. So hat es Heinrich Hense bereits 1909 in seine Tafel eingezeichnet!

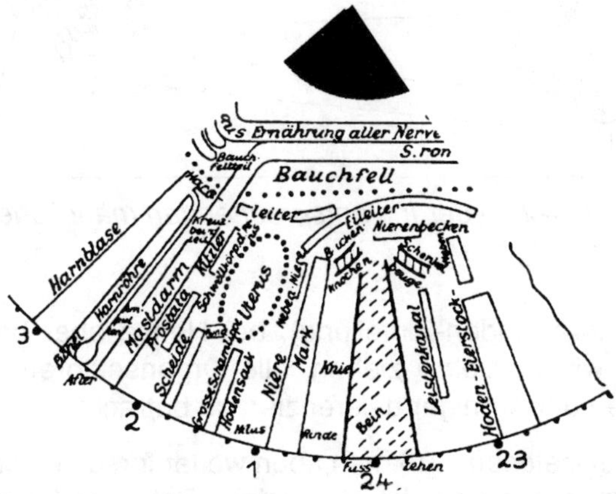

Abbildung 46: Der Urogenitalsektor links

Von der Anlage her entsprechen sich in der Iris:

- Uterus und Prostata 1-2 Uhr
- Hoden und Eierstock (das ist auch bei Deck berücksichtigt) 23 Uhr
- Hodensack und große Schamlippen 1.30 Uhr
- Schwellkörper des Penis und Scheide (kleine Schamlippen) 2 Uhr
- Klitoris und Eichel (das stimmt auch bei Hense nicht) 2-2.45 Uhr

Die sich entsprechenden Organe sind in der folgenden Zeichnung miteinander verbunden.

Betrüblich stimmt, daß Hense und Deck bei der Beurteilung der Lage der Brustdrüsen überhaupt nicht übereinstimmen. Bei Deck liegt die Mamma

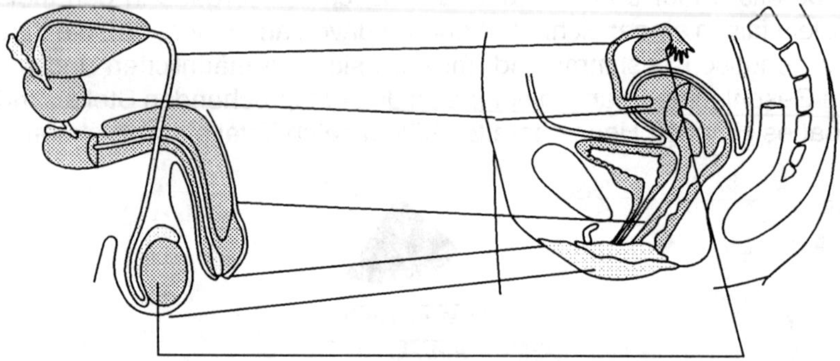

Abbildung 47: Die sich in der Iris entsprechenden männlichen und weiblichen Geschlechtsorgane

bei 18.30 Uhr (24-Stunden-Einteilung), bei Hense aber bei 17.30 Uhr. Hieraus sollten wir die Lehre ziehen, alle Organsektoren grundsätzlich größer zu wählen und weniger differenziert zu betrachten.

Bei einem Hinweiszeichen muß man eben weiter forschen, ob es der Lunge oder der Brust zuzuordnen ist. Bei meinen Patienten konnte ich immer wieder feststellen, daß sich Brustkrebs recht großflächig durch Atrophie des Irisstromas dargestellt hat.

13.6.2.6 Herz

Das Herz hat Hense sehr detailliert eingezeichnet. Gerade im Anfang sollte man das Herz besser als eine einzige Zone betrachten. Der Hauptteil des Herzens liegt auf der linken Seite zwischen 16.30 und 18.30 Uhr. Bei der entsprechenden Uhrzeit finden wir auf der rechten Seite hauptsächlich den Eintritt der großen Blutgefäße in das Herz.

Das Herz und seine Gefäße liegen in beiden Iriden an der Krause an. Dadurch läßt sich leicht der Einfluß der Verdauungsorgane auf das Herz ableiten, wie wir es z. B. beim Roemheld-Syndrom finden (siehe Abbildung 62 auf Seite 135).

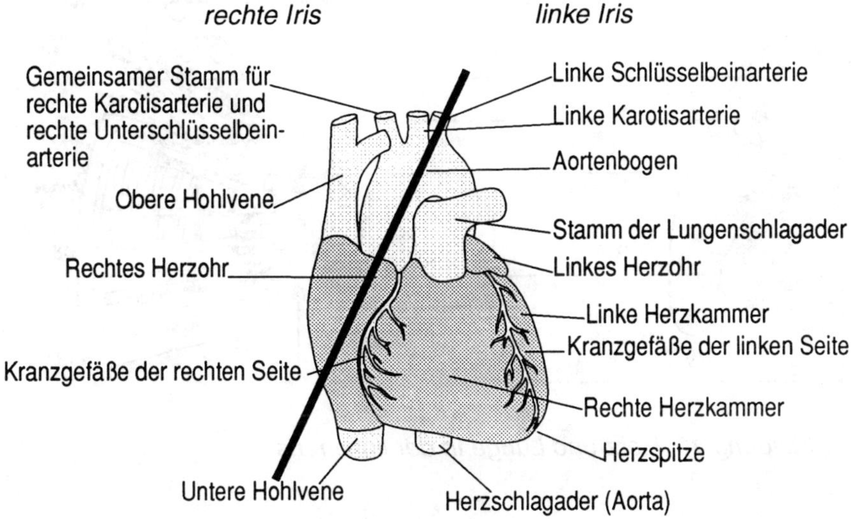

Abbildung 48: Das Herz in der Iris

13.6.2.7 Atmungsorgane

Die tiefen Atemwege findet man außen in der iris zwischen 16 und 19 Uhr. Nase und Nasennebenhöhlen befinden sich zwischen 8 und 9 Uhr. Zwischen 5.30 und 6 Uhr finden wir die Luftröhre, die zur Krause hin liegt.

Da bei chronischen Atemwegserkrankungen immer viel Schleim gebildet wird und über die Flimmerhärchen in den Verdauungstrakt gelangen kann, sollte man auf gut funktionierende Verdauungsorgane achten. Insbesondere die Funktionstüchtigkeit des Magens ist hier wichtig, um die Keime im sauren Milieu abtöten zu können.

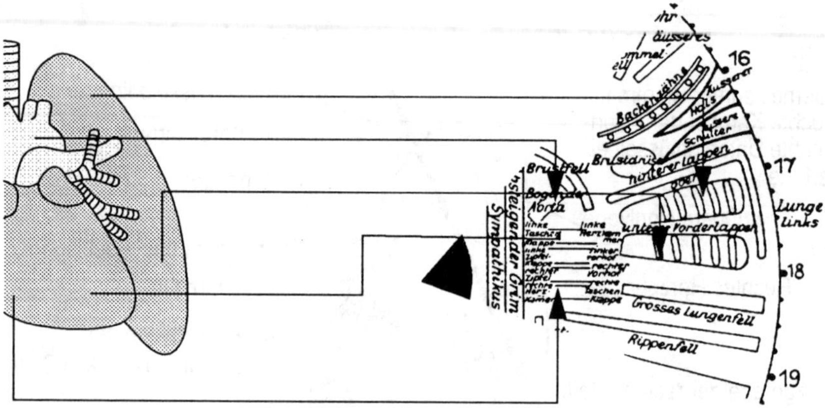

Abbildung 49: Herz und Lunge in der linken Iris

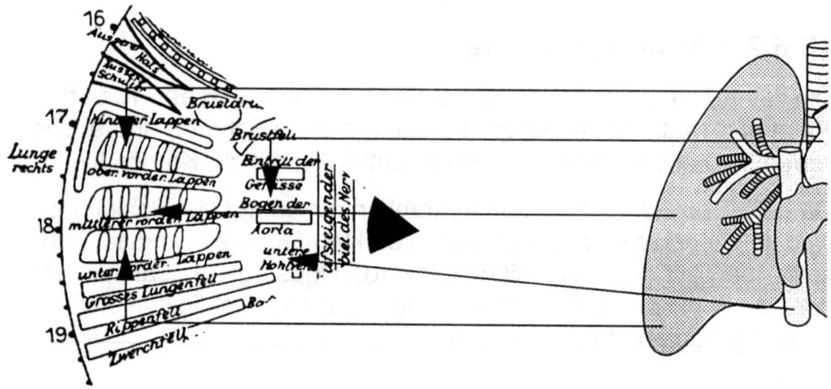

Abbildung 50: Herz und Lunge in der rechten Iris

13.6.2.8 Hormonelle Organe

Die hormonellen Organe sind weit verstreut in der Iris zu finden. Hier die Aufstellung (da beim 24-Stunden-System links und rechts dieselben Uhrzeiten zu finden sind, erfolgt nur eine Angabe):

- Die Hypophyse finden wir bei 23.45 Uhr. Hense schreibt hier „Hirnstiele".
- Die Schilddrüse liegt bei 6 Uhr. Hense legt sie in die Mitte des Iriisstromas, während sie bei Deck am Ziliarrand gezeichnet ist. Sie sollten diesen Sektor ruhig etwas großflächiger sehen, etwa vom Ziliar- bis zum Krausenrand. Bei Unklarheiten sollten Sie die Grundumsatzbestimmung nach der Read-Formel durchführen (siehe Abbildung 27 auf Seite 89).
  Störungen der Schilddrüsenfunktion wirken sich immer auf den gesamten Organismus aus, insbesondere natürlich auf Organe, die ein Schwächezeichen haben. Die Schilddrüsenregion sollte deshalb stets sehr genau betrachtet werden!
- Der Thymus liegt unmittelbar unterhalb der Schilddrüse bei 5.45 Uhr zur Krause hin. Deck hat die Thymusdrüse unverständlicherweise nicht berücksichtigt, obwohl er viel besser als Hense hätte wissen sollen, wie wichtig sie für die körpereigene Abwehr ist.
  Insbesondere bei Allergien und Abwehrschwäche sollten Thymus- und Milzsektor stets sehr sorgfältig betrachtet werden!
- Die Lage des Pankreas ist bereits besprochen worden (siehe Seite 119). Bei länger bestehender Zuckerkrankheit ist immer an die kleinen Blutgefäße zu denken. Ihre Veränderung wirkt sich in allen stark durchbluteten Organen besonders ungünstig aus (Hirn, Herz, Nieren).
- Die Nebennieren sind bei 1 Uhr zur Krause hin zu finden.
- Hoden und Eierstöcke finden wir bei 23 Uhr.

Neben diesen „klassischen" hormonellen Organen finden wir zahlreiche weitere, die ebenfalls Hormone abgeben, z. B. Dünndarm und (wahrscheinlich) Milz.

13.6.2.9 Kopforgane

Der Kopf bildet sich in der Iris zwischen 6 und 16 Uhr ab. Im engeren Sinne finden wir ihn zwischen 16 und 8 Uhr. Die Iristafel nach Hense ist hier für den Anfänger unnötig kompliziert. Orientieren Sie sich an der Grobeinteilung in der Iristafel nach Deck (siehe Abbildung 36 auf Seite 108).

13.6.2.10 Das Nervensystem

Das Nervensystem zeichnet sich hauptsächlich im Kopfbereich von 9.45 bis 15 Uhr ab. Diesen Bereich hat Hense in seiner Topographie besonders gekennzeichnet. Hense sieht das Nervensystem aber auch im Krausenbereich (siehe Kapitel 20, „Der Nervenkreislauf", ab Seite 181).

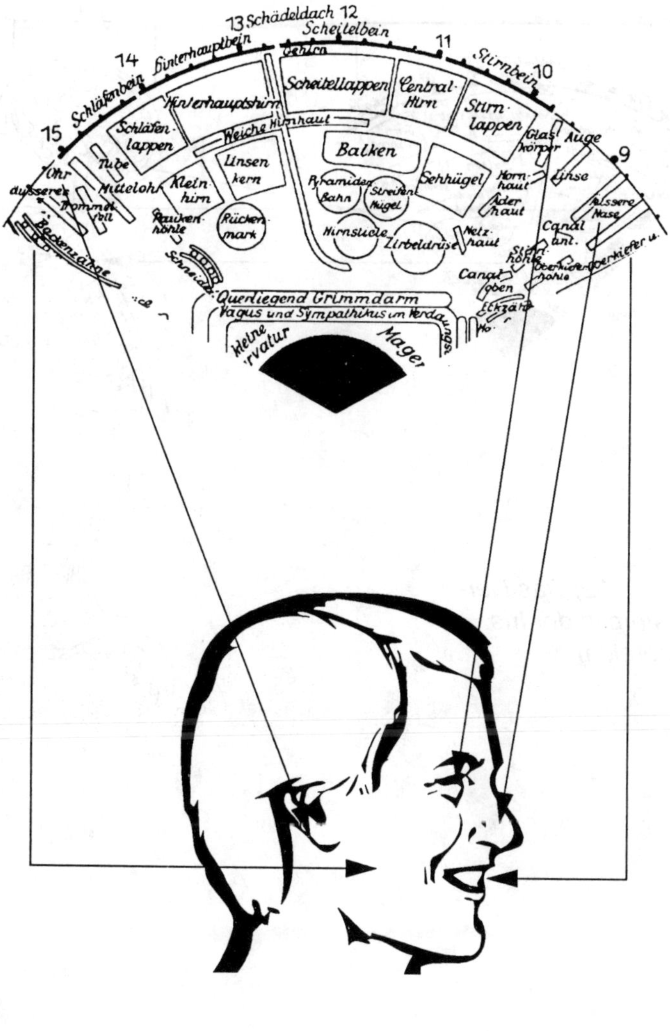

Abbildung 51: Der Kopf in der Iris

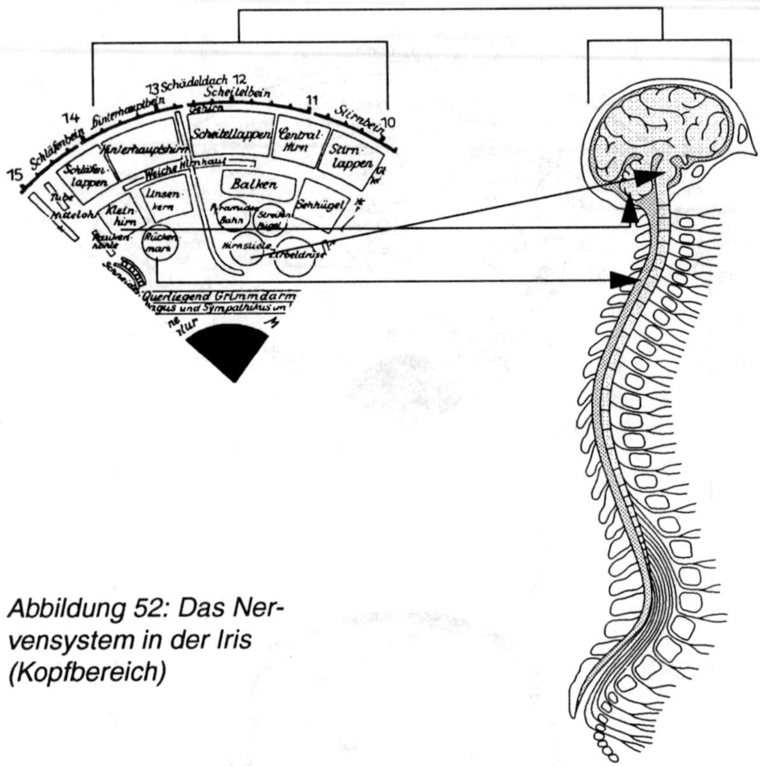

Abbildung 52: Das Nervensystem in der Iris (Kopfbereich)

13.6.2.11 Das Skelett

Bei den Extremitäten sind sich die Augendiagnostiker einig:

- Hand und Arm finden sich bei 20 Uhr

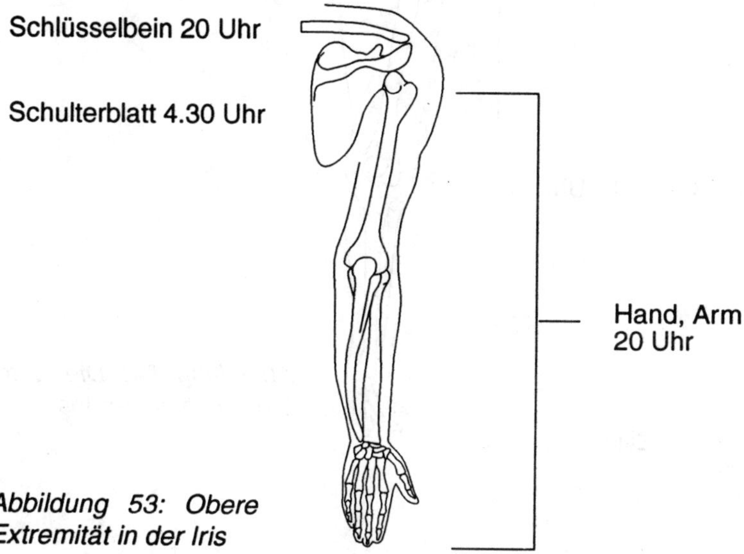

Abbildung 53: Obere Extremität in der Iris

- Das Bein zeichnet sich bei 24 Uhr ab
- Das Schulterblattt finden wir bei 4.30 Uhr

Ganz anders sieht es beim Achsenskelett aus. Mancher Irisdiagnostiker findet es in der 5. Region (siehe Abbildung 30 auf Seite 96), also zirkulär. Deck sieht es transversal von 2 nach 6 Uhr (24-Stunden-Einteilung) aufsteigen.

Hense lokalisert das Achsenskelett etwa zwischen 4 und 5 Uhr, und zwar radiär.

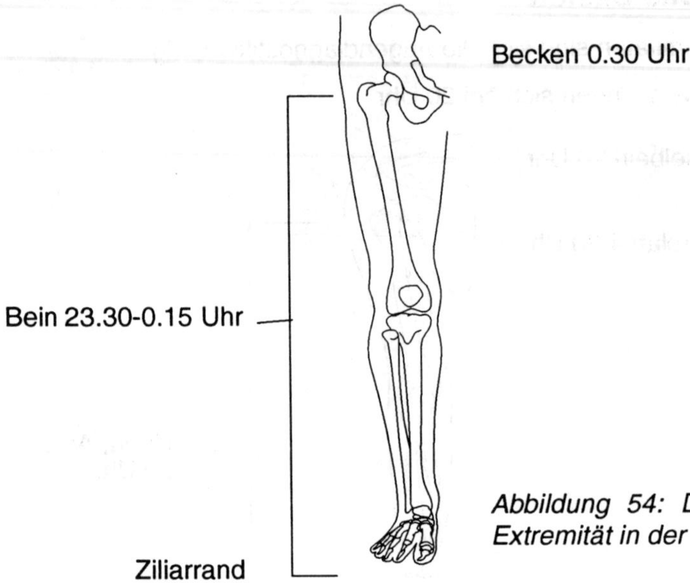

Abbildung 54: Die untere Extremität in der Iris

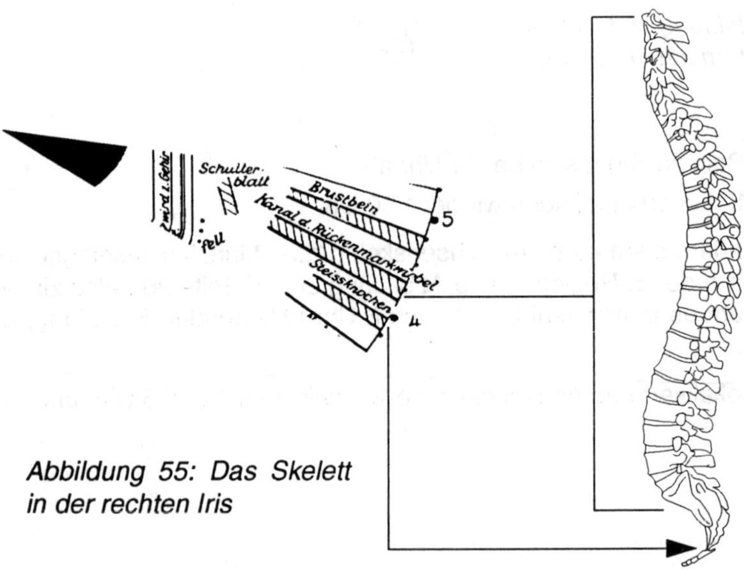

Abbildung 55: Das Skelett in der rechten Iris

13.6.2.12 Die Haut

Bei der Lage der Haut sind sich alle Irisdiagnostiker einig. Wir finden sie in der 6. Region (siehe Abbildung 30 auf Seite 96). Eine Abdunkelung dieser Region wird als Hautring bezeichnet. Dies deutet auf eine schlechte Hautdurchblutung und einen verminderten Hautstoffwechsel hin. Die Ausscheidungsfunktion der Haut ist verringert.

Dies sollte man beachten, wenn man Hautausleitungsverfahren, wie das Baunscheidtieren, anwenden will. Bei Vorhandensein eines Hautringes wird es zu einer verzögerten Reaktion kommen, das Verfahren eventuell erst nach mehrmaliger Anwendung zum gewünschten Ausleitungserfolg führen.

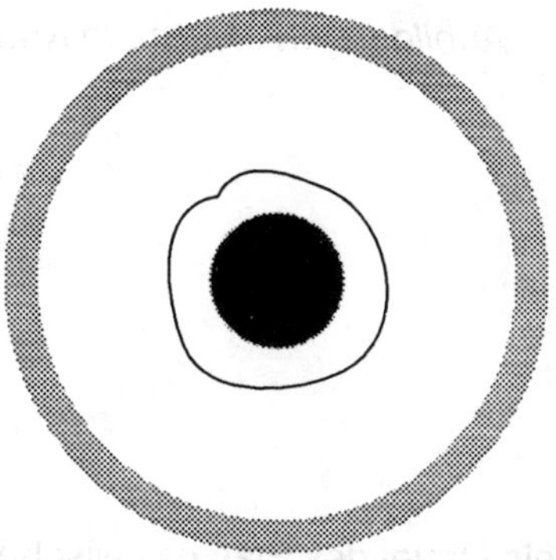

Abbildung 56: Der Hautring in der Iris

Dabei ist die 6. zirkuläre Region abgedunkelt. Die Abdunkelung kann auch Teile der 6. Region betreffen.

Viele Patienten mögen stolz auf ihre schlecht durchblutete Haut sein, da sie zwar blaß aber „rein" aussehen dürfte.

14. Krausenphänomene

Krausenphänomene stellen Veränderungen der Krause dar. Die Krause ist meist bereits mit bloßem Auge gut sichtbar. Krausenzeichen sind also leicht erkennbar und sehr sicher in ihrer Aussage. Gerade für den Anfänger sind sie deshalb ideal!

14.1 Normale Krause

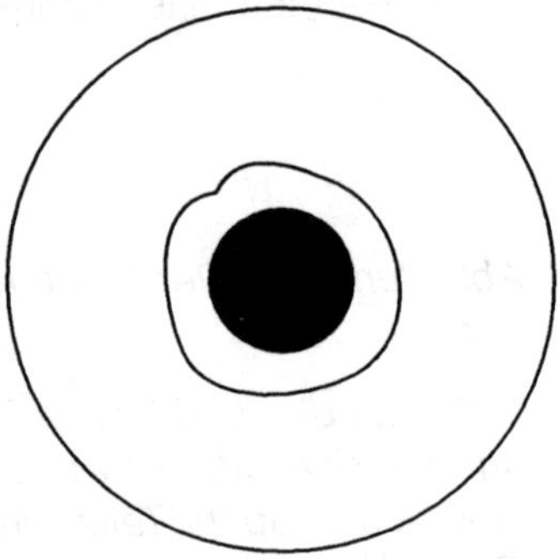

Abbildung 57: Normale Krause

Die normal große Krause nimmt etwa ein Drittel des Platzes zwischen Pupillensaum und Ziliarrand ein. In der lymphatischen Iris ist der Krausenrand meist recht hell. Das ist normal und nicht als Reizung zu werten.

14.2 Eingeengte Krause

Die eingeengte Krause zeigt eine Neigung zu Krämpfen und Verkrampfungen, die sich oft in Rücken- und Gliederschmerzen äußern. Lähmungsneigung.

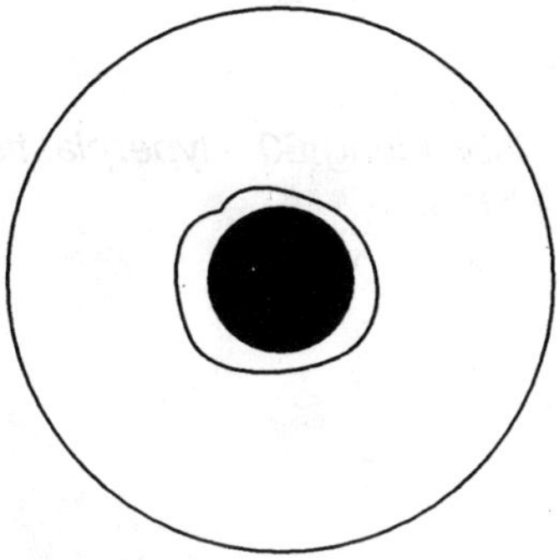

Abbildung 58: Eingeengte Krause

Die Krausenzone ist wesentlich enger als in der normalen Krause.

14.3 Erweiterte Krause

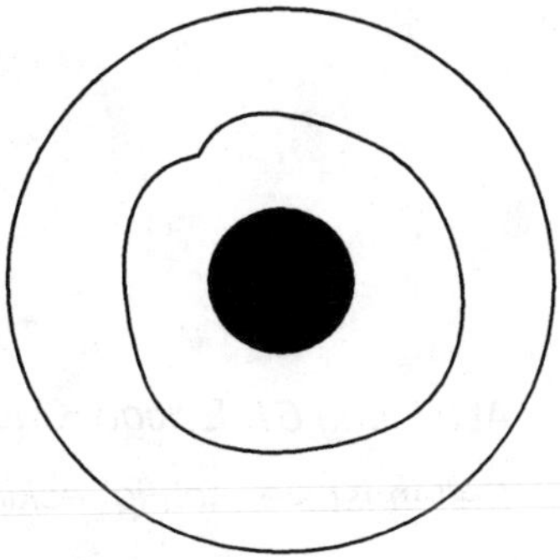

Abbildung 59: Erweiterte Krause

Die Krausenzone ist wesentlich weiter als in der normalen Krause.

Die erweiterte Krause verdrängt praktisch die anderen Organe. Die Natur des Menschen (siehe Seite 70) ist gestört, der Patient geschwächt.

14.4 Hyperplastische Krause

Der Krausenrand ist verdickt, sonst kann die Krause normal sein. Das ist ein Zeichen für Herz-Kreislaufstörungen. Schauen Sie in der Iris nach weiteren Anzeichen dafür.

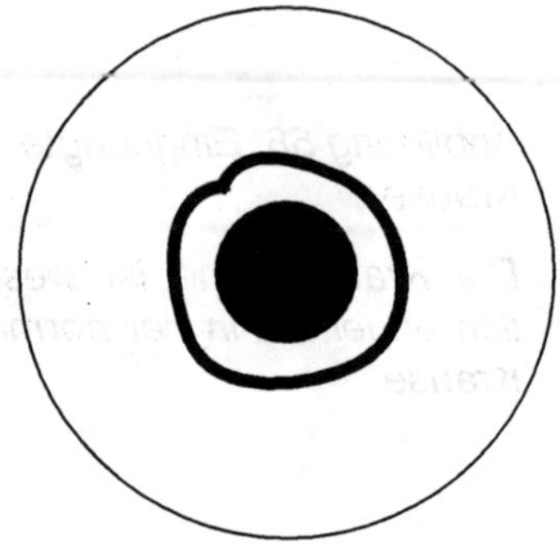

Abbildung 60: Hyperplastische Krause

Weitere Möglichkeiten sind Störungen im Magen-Darm-Bereich. Kontrollieren Sie die Magensäure. Blähungen, Krämpfe, Nahrungsmittelempfindlichkeit können vorhanden sein.

14.5 Eckige Krause

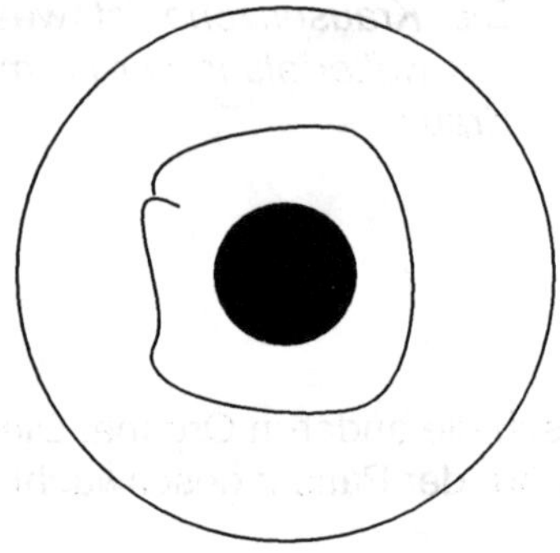

Abbildung 61: Eckige Krause

Selten ist sie „richtig" eckig.

Die eckige Krause ist nie „richtig" eckig, macht aber einen solchen Eindruck. Vieles spricht dafür, daß diese Patienten zu ernsthaften, teilweise bösartigen Erkrankungen des Darmes neigen.

Dazu gehören Kolitis, Divertikel, Polypen und Darmkrebs. Aber denken Sie immer an den Zeitfaktor (siehe Seite 143) in der Iris! Wenn der Patient zu Ihnen kommt, hat er wahrscheinlich schon sein ganzes Leben lang eine eckige Krause. Die Krausenstrukturen sind ja genetisch bedingt!

Das bedeutet konkret: Der Patient hat eine Anlage zu diesen Erkrankungen, die durchaus eintreten kann, wenn er sich zu lang zu schlecht ernährt und sonstige Risikofaktoren anhäuft.

Es ist Ihre Aufgabe, die Lebensführung des Patienten so zu beeinflussen, daß die Chancen für die Entstehung solcher Krankheiten möglichst gering sind.

Sie müssen sich aber absolut hüten, den Patienten mit einer „Diagnose" zu verängstigen, mit der er nur schwer leben kann. Die Zweifel, die Sie säen, kann kaum ein anderer Behandler dem Patienten wieder nehmen.

Denken Sie also daran: Was Sie sehen, sind Hinweise und Prognosen, die eintreten werden, wenn der Patient eine Lebensweise pflegt, die die vorhandene Schwäche nicht kompensiert sondern fördert!

14.6 Roemheld-Krause

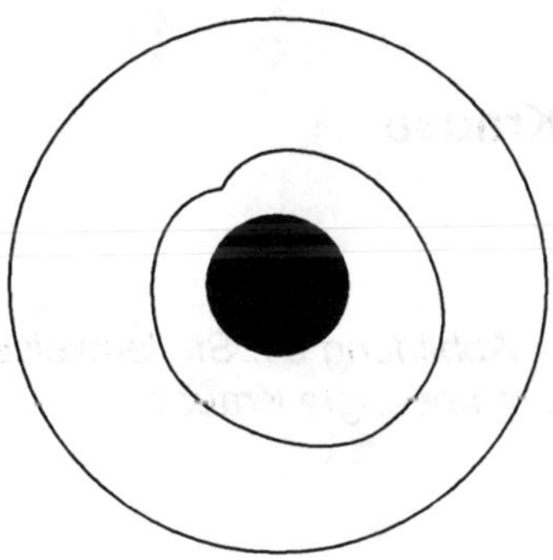

Abbildung 62: Roemheld-Krause in der linken Iris

Diese Krause hat schon vielen Irisdiagnostikern Erfolgserlebnisse beschert! Meistens finden wir hier Beschwerden, die durch festsitzende Blähungen am Herzen ausgelöst werden. Die Verordnung eines Karminativums bewirkt hier oft „Wunder"!

14.7 Hängende Krause

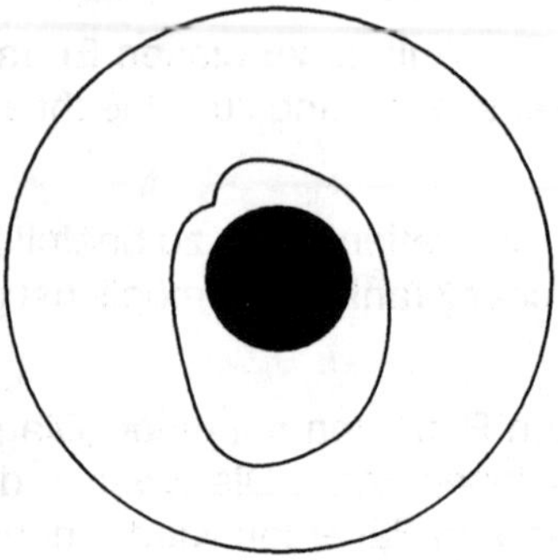

Abbildung 63: Hängende Krause

Die hängende Krause deutet auf eine Eingeweidesenkung hin. Suchen Sie also nach weiteren entsprechenden Hinweisen. Dabei kann es zu Beschwerden im Bereich der Gebärmutter und Blase kommen. Wenn Sie reflektorische Zeichen im Blasensektor finden, so ist das ein sicheres Zeichen dafür, daß die Anlage (Disposition) bereits eingetreten ist.

14.8 Stellenweise eingeengte Krause

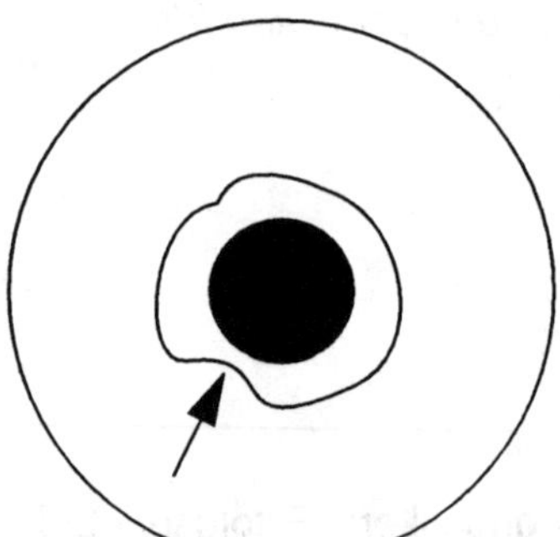

Abbildung 64: Stellenweise eingeengte Krause

Die stellenweise eingeengte Krause spricht für eine Einengung im entsprechenden Darmabschnitt (siehe Seite 114). Auch raumverdrängende

Prozesse können zu einer Stenose führen. Divertikel bilden sich ebenso ab.

14.9 Stellenweise erweiterte Krause

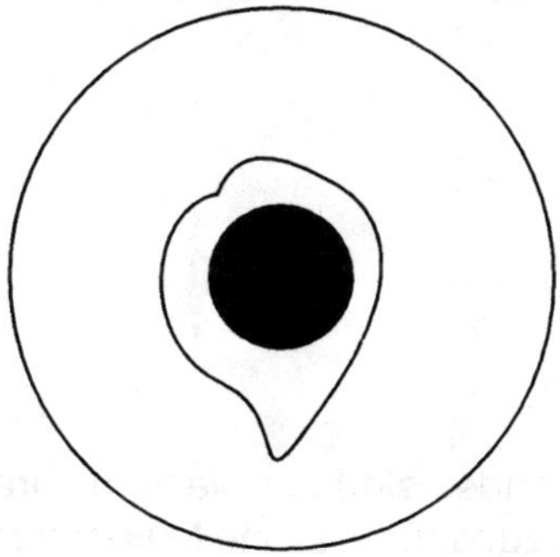

Abbildung 65: Stellenweise erweiterte Krause (Ausbuchtung)

Achten Sie dabei auf schwache Bauchdecken. Der Patient neigt zu Leisten- oder Nabelbruch.

14.10 Fehlende Krause

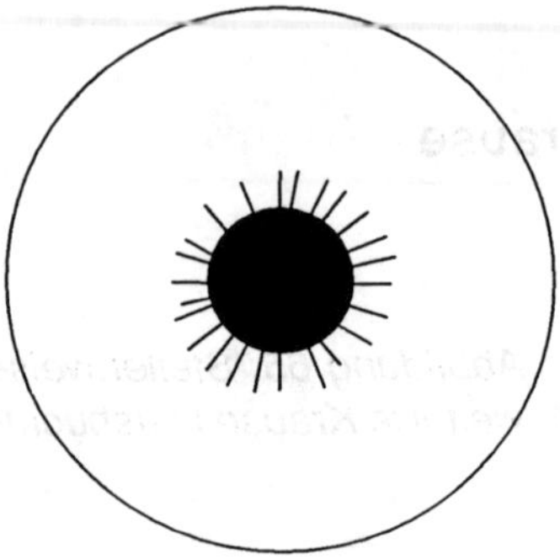

Abbildung 66: Fehlende Krause

Das Darmfeld fehlt. Statt des Krausenrandes sind nur die Strukturen des Magenfeldes sichtbar. Angerer meint dazu, daß dies eine Minderwertigkeit des vegetativen Nervensystems anzeigt sowie seelische Disharmonie.

14.11 Verschmierter Krausenrand

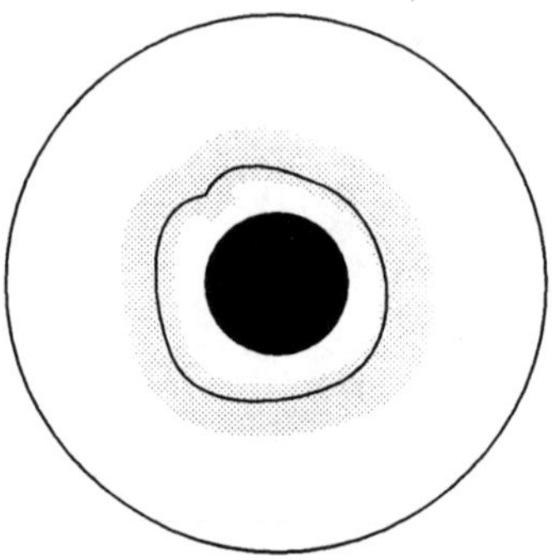

Abbildung 67: Verschmierter Krausenrand

Hier sollten Sie an Dyskrasie, also „Säfteentmischung", denken. Die Säfte sollten durch Ausleitung, eventuell Substitution, und verbesserte Ernährungsgewohnheiten verbessert werden.

14.12 Doppelter Krausenrand

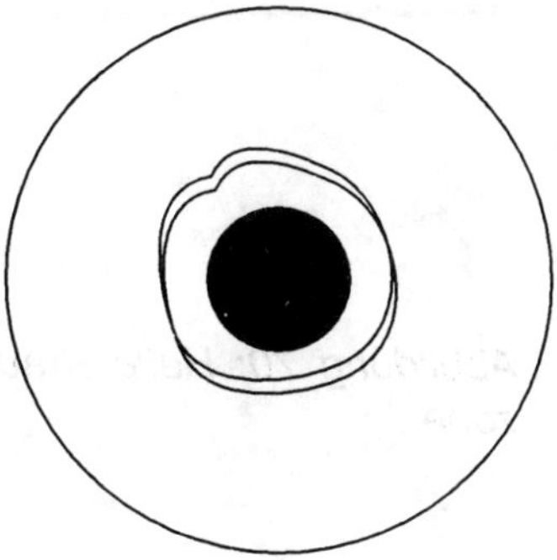

Abbildung 68: Doppelter Krausenrand

Meist ist der Krausenrand nur teilweise verdoppelt. Dies spricht jedoch für vegetative Dystonien, also Fehlfunktionen des vegetativen Nervensystems. Dieser Patient ist beim naturheilkundlichen Behandler bestens aufgehoben!

14.13 Vaskularisierter Krausenrand

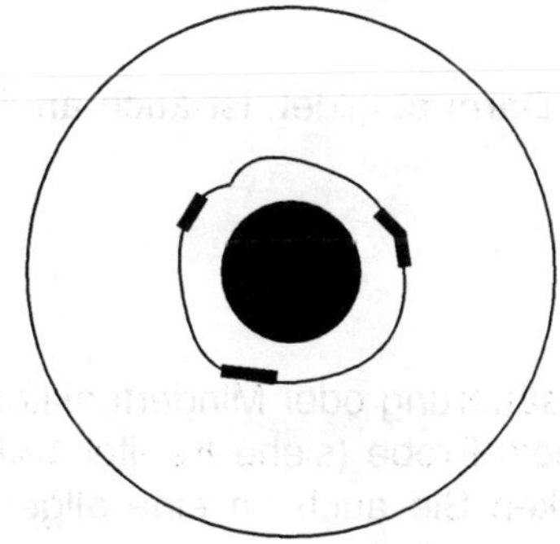

Abbildung 69: Vaskularisierter Krausenrand

Im Krausenrand findet man gelegentlich Gefäßzeichnungen, die sich über einen mehr oder minder großen Teil des Krausenrandes erstrecken können. Hier finden wir einen Stau, allgemein oder teilweise, im Körper. Achten Sie auf die Herzfunktion! Denken Sie auch an allgemeine Schädigungen der kleinsten Blutgefäße.

14.14 Helle Krausenzone

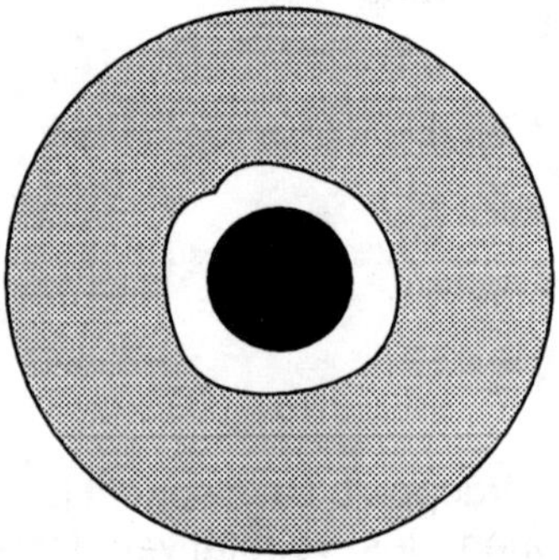

Abbildung 70: Helle Krausenzone

Denken Sie bei der aufgehellten Krausenzone an die Neigung zu Übersäuerung des Magens. Ob das bereits eingetreten ist, verrät die Desmoid-Probe (siehe Kapitel 13.6.1.1, „Das Magenfeld", ab Seite 110). Die Helligkeit des Magenfeldes muß immer im Verhältnis zur Gesamtiris beurteilt werden.

Da sich in der Krausenzone auch der Darm abbildet, ist auch an ihn zu denken.

14.15 Dunkle Krausenzone

Die abgedunkelte Iris deutet auf Untersäuerung oder Minderfunktion des Magens hin. Prüfen Sie mit der Desmoid-Probe (siehe Kapitel 13.6.1.1, „Das Magenfeld", ab Seite 110). Denken Sie auch an eine allgemeine Trägheit der Verdauungsorgane.

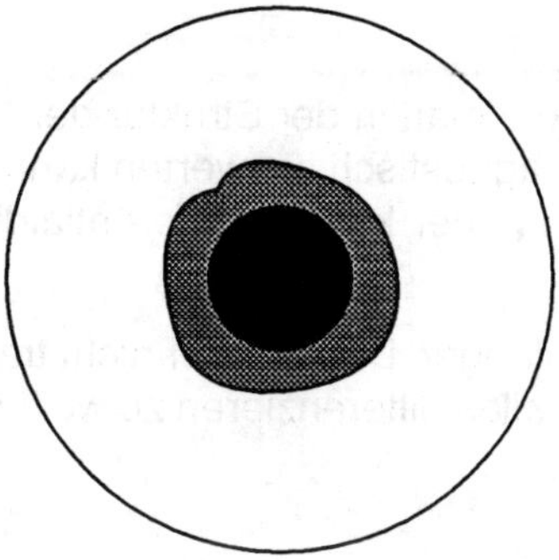

Abbildung 71: Dunkle Krausenzone

14.16 Violett gefärbte Krausenzone

Bei violett eingefärbter Krausenzone denken Sie bitte an Neigung zu Diabetes mellitus. Man nennt diese Verfärbung auch „Morgenrotmagen".

15. Die Zeichenlehre

Die Zeichenlehre umfaßt alle Zeichen, die man in der Struktur der Iris sowie am Auge allgemein erkennen und diagnostisch auswerten kann. Viele Zeichen haben eine ähnliche Bedeutung oder können differentialdiagnostisch nicht ausgewertet werden.

Das letztere betrifft in jedem Fall den Anfänger. Das ist aber nicht tragisch. Versuchen Sie zu Beginn gar nicht erst, alles differenzieren zu wollen. Das kommt später von ganz allein.

15.1 Aufhellungen und Abdunklungen

Aufhellungen sind Zeichen für Überfunktion oder Entzündung. Abdunklungen sind Hinweise für Minderdurchblutung oder Rückbildung.

Dabei muß immer die Farbe der Iris berücksichtigt werden. In einer hellen Iris wird die Aufhellung deutlich heller sein müssen, damit man das Zeichen auswerten kann. In einer allgemein dunklen Iris muß eine Abdunklung schon beträchtlich sein, damit man davon sprechen kann.

15.2 Strukturzeichen

Strukturzeichen sind Stellen in der Iris, an denen eine Zerstörung des oberen Irisblattes eingetreten ist, indem sich die Radialen verschoben haben, als wenn man die Irisstruktur aufgerissen hätte. So sieht man auf die unteren Schichten.

Je tiefer diese Zerstörungen reichen, desto mehr Bedeutung wird ihnen beigemessen. Je tiefer die Zerstörung reicht, desto dunkler sehen die Strukturzeichen aus.

Strukturzeichen sind genetisch bedingt. Das bedeutet, daß sie nicht veränderlich sind. Ob – oder ob nicht – einmal aus diesen Zeichen Krankheiten entstehen oder schon entstanden sind, ist nicht sicher. Das hängt vorwiegend von der Lebensweise der betreffenden Menschen ab.

Gerade deshalb sind sogenannte Krebszeichen mit äußerster Zurückhaltung zu bewerten. Klar ist immer nur, daß die entsprechende Disposition vorhanden ist. Ob sie auch wirksam wird, entscheiden die Umwelteinflüsse ebenso wie die Lebensweise.

In diesem Zusammenhang spricht man auch vom *Zeitfaktor* in der Irisdiagnostik.

15.2.1 Lakunen

Lakunen entstehen durch Zerstörung der vorderen Grenzschicht der Iris wegen eines Substanzverlustes. Sie sind Schwächezeichen für die in dem jeweiligen Sektor liegenden Organe. Als Strukturzeichen deuten sie auf die genetische Veranlagung hin.

Die Vielzahl der Lakunen sollte den Anfänger nicht verzweifeln lassen. Orientieren Sie sich einfach an der „gewöhnlichen" Lakune und werten Sie zunächst jede Lakune einfach als Schwächezeichen. So können Sie nichts verkehrt machen und haben garantiert mehr Spaß an der Irisdiagnose!

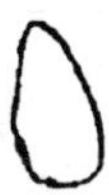

Abbildung 72: Die einfache Lakune

Für den Anfänger ist es sinnvoll, alle Lakunen zunächst als „einfache" zu interpretieren

Tabelle 5: Lakunen und ihre Bedeutung

Name	Aussehen	Bedeutung
Abbildung 73: Blattrippenlakune	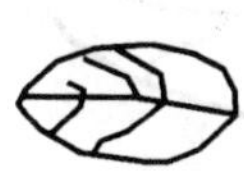	Störungen der Hormondrüsen. Schlechte Prognosen haben Blattrippenlakunen, die in die Krausenzone eingewachsen sind.

Tabelle 5: Lakunen und ihre Bedeutung

Name	**Aussehen**	**Bedeutung**
Abbildung 74: Dachziegel-lakune	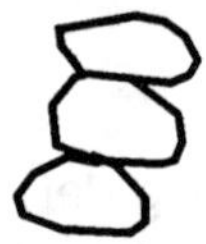	Tumorbildungen mit raumverdrängenden Prozessen möglich.
Abbildung 75: Doppelakune	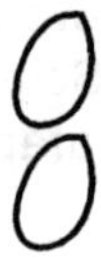	Disposition zu Atrophie. Eckige Doppellakunen deuten auf Neigung zu schweren Erkrankungen.
Abbildung 76: geschlossene Lakune		Organschwächezeichen
Abbildung 77: geteilte, offene	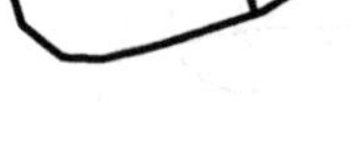	Lakune mit anliegenden Auflockerungen. Organschwäche mit Rückbildungstendenz.

Tabelle 5: Lakunen und ihre Bedeutung

Name	Aussehen	Bedeutung
Abbildung 78: Halbseiten-lakune	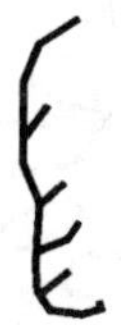	spinal bedingte Dystrophie, ausgelöst evtl. von einer durchgemachten Kinderlähmung.
Abbildung 79: Kleinstlakunöse Nester am Krausenrand	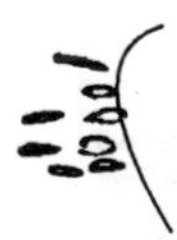	Disposition zu gutartigen Geschwülsten
Abbildung 80: Lanzettlakune		Anlage zu gut- oder bösartiger Geschwulstbildung des drüsenbildenden Gewebes
Abbildung 81: Leiterlakune		Störung der O_2-Verwertung im Gewebe. Disposition für Krebs im Bauchraum. Auf angelagerte Pigmente achten (Aktivierungszeichen!)!

Tabelle 5: Lakunen und ihre Bedeutung

Name	Aussehen	Bedeutung
Abbildung 82: Maßliebchen (wie Blütenblätter angeordnete Riesenlakunen)	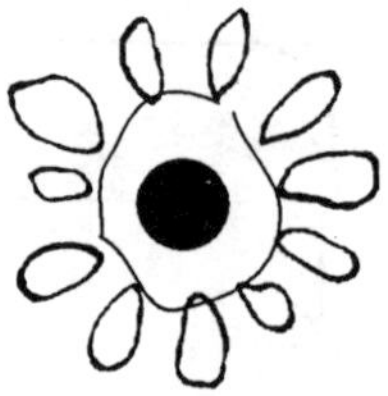	Hinweis auf Bindegewebsschwäche, hormonelle Leistungsschwäche
Abbildung 83: offene Lakune (Öffnung zum Ziliarrand)	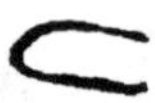	sich verstärkende Leistungsschwäche des betreffenden Organs durch Ernährungsstörungen
Abbildung 84: Quallenlakune	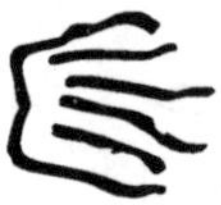	Zum Ziliarrand hin offene Lakune mit „Fangarmen". Anlage zu malignen Tumoren.
Abbildung 85: Riesenlakune	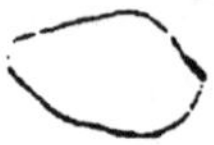	Neigung zu Stoffwechselerkrankungen und hormonellen Störungen

Tabelle 5: Lakunen und ihre Bedeutung

Name	Aussehen	Bedeutung
Abbildung 86: Schnabel-lakune	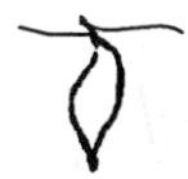	Störungen der Magen-Darm-Tätigkeit; im Herz-sektor: Tachykar-die; oft Hyperthyreose. Auf Pigmente achten!
Abbildung 87: Schuhlakune	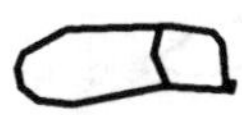	Störungen im Mineral- und Was-serhaushalt. Harn-pflichtige Stoffe werden ungenü-gend ausgeschie-den. Auf Nieren achten!
Abbildung 88: Spargelkopf-lakune	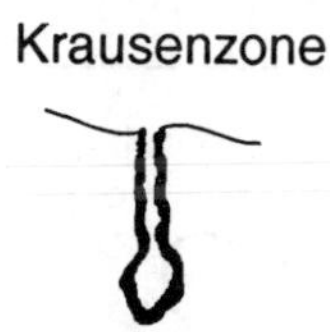	Keine Lakune, sondern ein Auf-lockerungs-zeichen, deshalb auch nicht angebo-ren! Organrückbil-dung bis Krebs.
Abbildung 89: Staffellakune	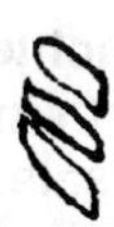	Am Krausenrand anliegende kleine Lakunen. Präkan-zerose mit Mög-lichkeit einer manifesten Krebs-erkrankung.

Tabelle 5: Lakunen und ihre Bedeutung

Name	Aussehen	Bedeutung
Abbildung 90: Stiellakune	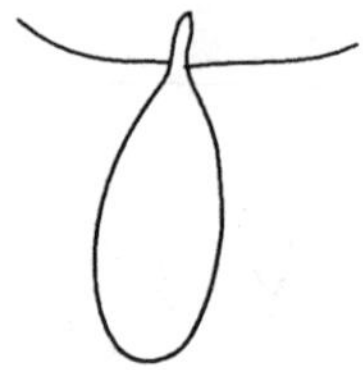	Der schmale Teil ragt in die Krause hinein. Hinweis auf Polypenbildung, speziell im Urogenitaltrakt
Abbildung 91: Torpedo- oder Zigarrenlakune		Am Krausenrand anliegende kleine Lakune. Präkanzerose mit Möglichkeit einer manifesten Krebserkrankung, besonders wenn sie in die Krause eindringt.
Abbildung 92: Zwillingslakune	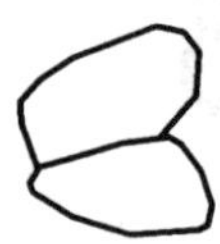	Disposition zu gutartigen Tumoren, insbesondere an Bronchien, Nebennieren, Hoden. Die Lakunen ähneln einander.

Wichtig ist in jedem Fall darauf zu achten, ob in oder an einer Lakune eine Reizfaser zu finden ist. Das ist eine besonders helle, weiße Radiäre oder auch eine Reiztransversale. Sie werden Aktivierungszeichen genannt und deuten darauf hin, daß die von der Lakune angedeutete Krankheitsneigung aktiviert worden ist, der Patient also bereits erkrankt ist!

Eine ähnliche Bedeutung können auch einzelne Pigmente haben, die sich an oder in einer Lakune angesiedelt haben.

15.2.2 Waben

Waben sind ebenfalls genetisch bedingte Zeichen. Sie haben eine ähnliche Bedeutung wie Lakunen. Darüberhinaus sollen sie auf eine örtliche Stoffwechselstörung hindeuten.

Abbildung 93:

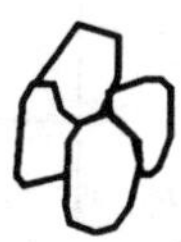

Der Anfänger sollte die Wabe einfach als Lakune ansehen.

15.2.3 Krypten

Besonders tiefgehende Zerstörung des Irisdeckblattes, die einen Blick bis auf die dunkle Pigmentschicht zuläßt. Der Krypte wird deshalb eine stärkere Bedeutung als der Lakune zugemessen.

Krypten deuten auf Ulzera, Zysten, Nekrosen oder Karzinome hin.

Abbildung 94:

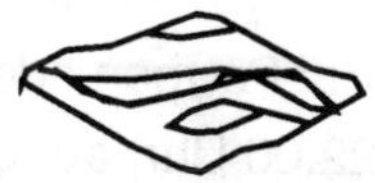

Der Anfänger sollte die Krypte einfach als Lakune ansehen.

15.2.4 Defektzeichen

Defektzeichen sind Löcher in der Irisstruktur. Deshalb sehen sie immer schwarz aus. Wie der Name sagt, deuten sie auf einen Defekt im betreffenden Irissektor hin.

Tabelle 6: Defektzeichen in der Iris

Name	Aussehen
Abbildung 95: bogenförmig	
Abbildung 96: lanzettförmig	
Abbildung 97: punktförmig	
Abbildung 98: rißförmig	
Abbildung 99: strichförmig	

Welcher Art dieser Defekt sein kann, hängt vom Gewebe ab, in dem wir die Zeichen finden. So deuten punktförmige Defektzeichen im

- Harnblasensektor (3 Uhr) auf Polypen oder Krebs
- Leber-Gallesektor (20.30-22.00 Uhr) auf Gallengrieß oder -steine
- Lungensektor (16.45-19.30 Uhr) auf Kavernenbildung oder Krebs
- Nierensektor (24-1 Uhr) auf Grieß oder Steine
- Rektumsektor (2.30 Uhr) auf Polypen oder Krebs
- Uterussektor (1-2 Uhr) auf Myome oder Krebs, beim Mann entsprechend auf Prostataadenom oder Prostatakrebs

15.3 Reflektorische Zeichen

Reflektorische Zeichen sind nach Deck Sympathikusreizungen, also keine genetisch bedingten Zeichen. Solche Zeichen haben deshalb pathologische Bedeutung. Sie können entstehen und wieder verschwinden.

Krankheitssymptome müssen nicht auftreten! Das hängt von der Regulationsfähigkeit des Organismus ab. Solange der Organismus in der Lage ist, auf Reize reizgerecht zu antworten, bleibt er gesund, auch wenn er gefährdet ist.

Nicht alle diese Zeichen sind gleich gut sichtbar und interpretierbar. Die Zeichen, die Sie am Anfang besonders beachten sollten, habe ich grau unterlegt. Die übrigen dienen mehr der Vollständigkeit.

Die Zeichen sind alphabetisch geordnet.

Tabelle 7: Reflektorische Zeichen in der Iris

Name	**Aussehen**	**Bedeutung**
Abbildung 100: Faser, aberrable	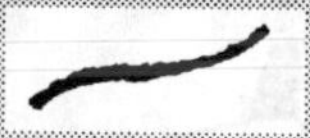	traumatisch bedingte Störungen oder Ptosen
Abbildung 101: Fluß- oder Wischzeichen, dunkles	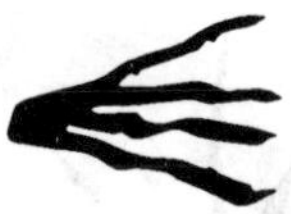	verminderte Widerstandsfähigkeit der Organe im zugehörigen Irissektor

Tabelle 7: Reflektorische Zeichen in der Iris

Name	Aussehen	Bedeutung
Abbildung 102: Fluß- oder Wischzeichen, helles	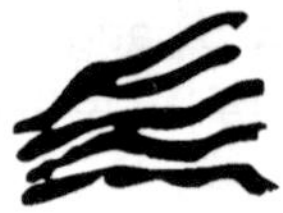	chronisch rezidivierende Entzündungen
Abbildung 103: Haar, gekämmtes nach Maubach	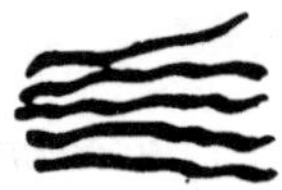	erhöhte Anfälligkeit für Infektionen wegen verringerter Abwehrkraft. Es sind Gruppen von Radialen im Stroma.
Abbildung 104: Keilzeichen	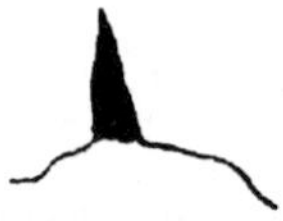	Hinweis auf plötzliches Organversagen. Das Zeichen geht von der Krause aus. Es gibt es noch viele weitere Keilzeichen).
Abbildung 105: Kongestionsfurchen	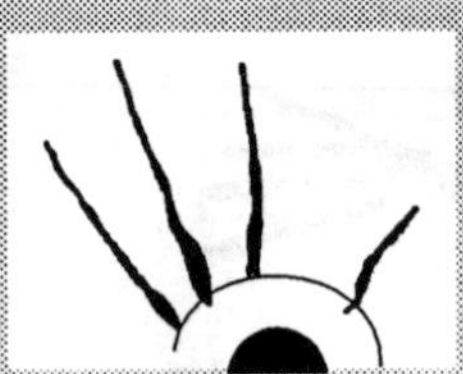	Hinweis auf Vergiftungen aus dem Verdauungstrakt. Kongestions furchen gehen vom Krausenrand aus.

Tabelle 7: Reflektorische Zeichen in der Iris

Name	Aussehen	Bedeutung
Abbildung 106: Netz-zeichnungen	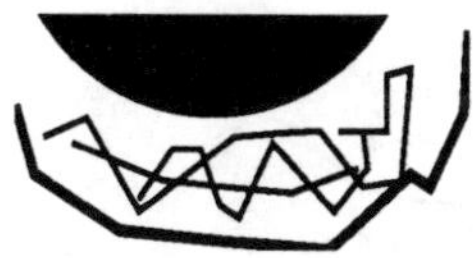	Hinweis auf seelische Schwächezustände. Koliken im Bauchraum. Die Neuronennetze befinden sich in der Krausenzone.
Abbildung 107: Neurohäkchen	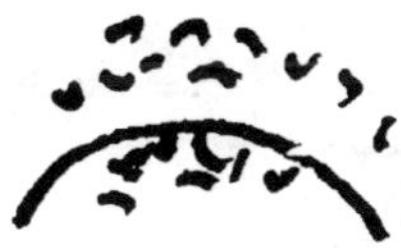	seelische Reizzustände. Die Häkchen sehen aus wie kleine Fasern. Sie befinden sich innerhalb und außerhalb der Krause
Abbildung 108: Radiale, geschlängelte		Ptosen durch Bänderschwäche? Nur von einer normalen Radiale zu unterscheiden, wenn die Schlängelung deutlich ist.
Abbildung 109: Reizfaser (weißlich-hell)	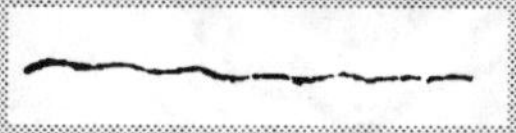	Disposition zu Reizungen und Entzündungen. Wichtig auch als Aktivierungszeichen!

Tabelle 7: Reflektorische Zeichen in der Iris

Name	Aussehen	Bedeutung
Abbildung 110: Seil, flottierendes	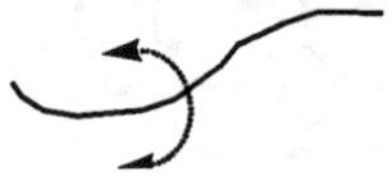	Eigentlich ein Lumenphänomen, eine im Kammerwasserstrom sich bewegende Faser: nervöse Ausfallserscheinungen
Abbildung 111: Silberfaden	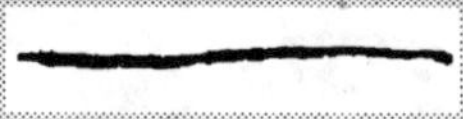	Intoxikation, Schmerz. Eine besonders helle, straffe Radiale.
Abbildung 112: Solarstrahlen	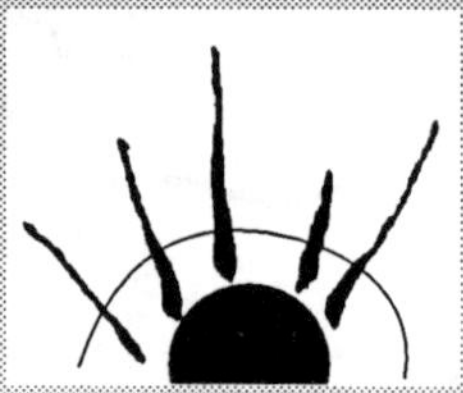	körperliche und nervliche Erschöpfung. Solarstrahlen beginnen am Pupillenrand.
Abbildung 113: Torbogen	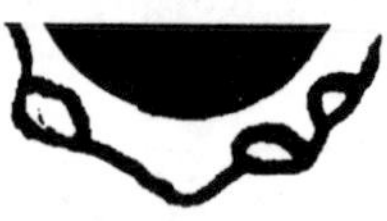	Bauchspeicheldrüsenerkrankung, Arthritis, diabetische Gefäßveränderungen in den Nieren

Tabelle 7: Reflektorische Zeichen in der Iris

Name	Aussehen	Bedeutung
Abbildung 114: Transversale	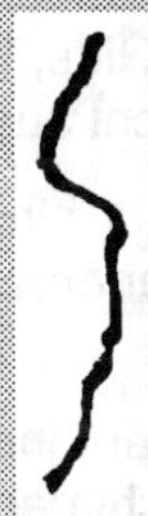	Stauungen, Schwäche von Organen und Gelenken
Abbildung 115: Traumafinger	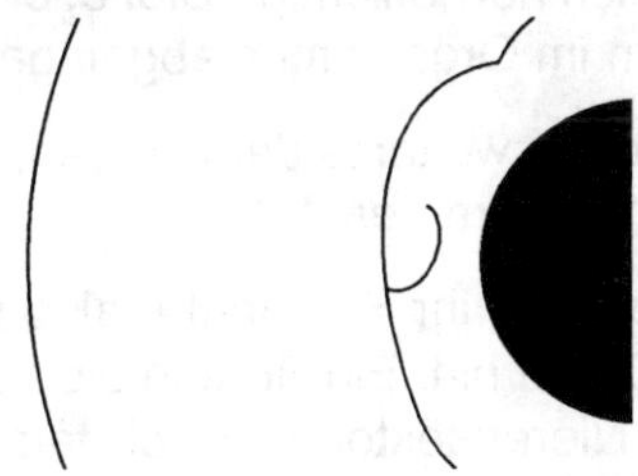	Trauma; sonst wie Torbogen
Abbildung 116: Verklebungs-linien	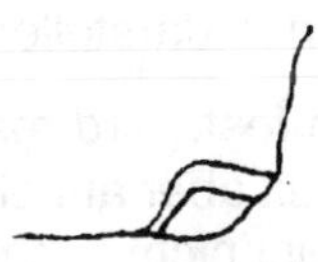	postoperatives Zeichen (kann auch fehlen!)
Abbildung 117: V-Linien	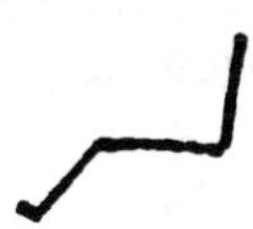	(krankhaft) gesteigerte Nervenfunktion des Vegetativum

15.4 Pigmente – Farbauflagerungen

Im Irismikroskop sieht man deutlich, daß die Farbpigmente auf der obersten Irisschicht liegen. Es handelt sich also um Auflagerungen. Im Sinne der Humoralpathologie, der Lehre von den Krankheiten der Säfte, handelt es sich um Rückstände, eventuell Gifte, aus dem Stoffwechsel oder aus der Umwelt, die der Organismus nicht ausscheiden konnte.

Pigmente deuten also immer darauf hin, daß ausgeleitet werden muß. Dazu eignen sich alle Ausleitungsverfahren (siehe Kapitel 22, „Die Iris diktiert das Rezept", ab Seite 196).

Die Farbe der Pigmente deutet oft auf ihre Herkunft her. Finden wir z. B. Nierenpigmente, dürfen wir aber nicht den Schluß ziehen, daß die Nieren krank sind. Es sind lediglich harnpflichtige Stoffe, die nicht ausgeschieden werden konnten, sondern im Organismus abgelagert wurden.

Die Ursache dafür kann ohne weiteres darin liegen, daß der Patient viel zu wenig Flüssigkeit zu sich genommen hat.

Pigmente sind meist topolabil, ihr Sitz deutet also nicht auf das verursachende oder belastete Organ hin. Ein Blick in die zugehörige Organzone, in unserem Beispiel der Nierensektor, klärt, ob tatsächlich die Nieren belastet sind.

Einzelne Pigmente in einer sonst pigmentarmen Iris können auch topostabil sein und ein Aktivierungszeichen darstellen.

Stellt man eine Nierenbelastung fest, wird man die Nieren therapeutisch unterstützen, die Ausleitungsarbeit aber auf ein anderes Organ verlagern, z. B. die Haut.Pigmente sind meist nicht scharf begrenzt, eher wölkchenartig und zu Anfang durchsichtig. Erst später werden sie eventuell solide und undurchsichtig. Manche Pigmente, wie das Melaninpigment, sind scharf begrenzt.

Besonders Schnabel (Nr. 21 im Literaturverzeichnis auf Seite 240) hat eine große Anzahl von Pigmenten (ca. 80!) herausgearbeitet. Diese große

Tabelle 8: Pigmente – Farbauflagerungen

Name	Aussehen	Bedeutung
Hepar-Pigment, schwarzes	schwarz, locker	Leber-Bauchspeicheldrüsenstörungen; topolabil
Melanin-Pigment	schwarz, rund, scharf begrenzt, einzeln	Hinweis auf Krebserkrankungen; topostabil. Sehr ernst nehmen, wenn es einzeln auftritt!
Reibekuchen-Pigment	ocker, im Zentrum braun; kleine übereinanderliegende Pigmentschollen	Neigung zu Krebserkrankungen; topolabil
Rostpigment	rostfarben, oft blaß	Neigung zu Krebserkrankungen; topostabil
Schollenpigment, großes hämorrhagisches	wie geronnenes Blut; in der Mitte des Stromas bis zum Krausenrand gelegen	Neigung zu Krebserkrankungen; topolabil
Schollenpigment, kleines hämorrhagisches	wie geronnenes Blut; meist nahe dem Ziliarrand gelegen	Hormonelle Störungen, hauptsächlich bei Frauen zu finden; beim Mann: femininer Einschlag

Tabelle 8: Pigmente – Farbauflagerungen

Name	Aussehen	Bedeutung
Schnupftabak-Pigmente; kleine Pigmentkörnchen, sichtbar nur bei Vergrößerung (10-20x) im Irismikroskop	unter dem Krausenrand, dunkelbraun bis schwarzbraun	Neigung zu Alterskrebs
	in den Krausenwinkeln gelegen, wie eingefegt; feinstkörnig, schwarzbraun	familiäre Neigung zu Lähmungen und Magenkrebs
	rund um den Krausenrand, bei Frauen häufiger	Leberstörungen
	ringförmig am Ziliarrand gelegen	Störungen des Zentralnervensystems
	an den Außenspitzen der Krause vorkommend	Zuckerkrankheit, Adipositas*, Arthrose, Arthritis
	in den Buchten der Krause zu finden	hormonelle Störungen
	in der fünften zirkulären Zone (siehe Seite 96)	Vergiftungen durch Nierenausscheidungsstörungen, Gicht, Arthrose, Arthritis

* Hieran wird noch einmal ganz deutlich, daß bei den Krankheiten immer von „Neigungen" gesprochen wird! Adipositas könnte man gut ohne Irisdiagnose erkennen. Gemeint sind Menschen, die immer wieder „mit ihrem Gewicht kämpfen".

Anzahl an Pigmenten ist nur sehr schwer überschaubar, weil es teilweise um kleinste Nuancierungen geht. Eine so weitgehende Differenzierung ist für die „normale" Praxis nicht anwendbar.

Lassen Sie sich nicht verwirren! Werten Sie die Pigmente zunächst immer als das, was sie in jedem Fall sind: Ablagerungen. Wählen Sie ein passendes Ausleitungsverfahren. Pigmentierungen können mit der Zeit verblassen oder sich verstärken.

Für den Anfang reicht es meistens aus, wenn Sie sich grob an der Farbe der Pigmente orientieren:

- gelb deutet auf harnpflichtige Stoffe
- ocker bis hellbraun weist auf den Leberstoffwechsel
- dunkelbraun läßt Vergiftungen aus dem Verdauungstrakt vermuten

Besonders ausgeprägte Pigmentierungen werden nicht einzeln ausgewertet. Sie stellen nach Hense eine eigene Konstitution dar (siehe Kapitel 12.4.6, „Die psorische Konstitution", ab Seite 78).

15.5 Verfärbungen der Iris – Heterochromien

Heterochromien sind Andersfarbigkeiten in der Iris. Im Gegensatz zu Pigmenten, die meist tupferartig aussehen, verfärben die Heterochromien ganze Irissektoren.

Heterochromien sind immer leicht erkennbar. Sie können deshalb auch vom Anfänger leicht ausgewertet werden. Sie sind meist topolabil. Trotzdem sollten Sie prüfen, ob eventuell auch Hinweise auf verursachende oder betroffene Organe vorhanden sein können. Die vollständig sektorale Heterochromie in der Krausenzone ist immer topostabil.

Neben der Art der Heterochromie wird auch die Färbung ausgewertet:

Tabelle 9: Heterochromien

Name	Abbildung	Aussehen	Bedeutung
Abbildung 118: Zentrale Heterochromie	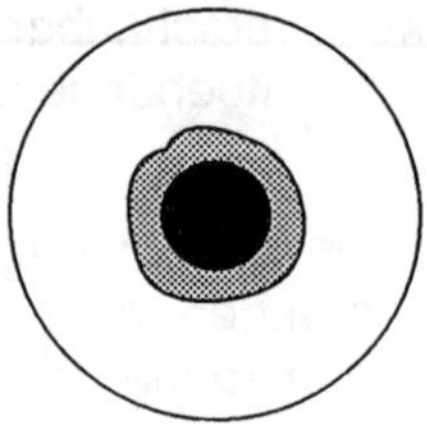	Die gesamte Krausenzone ist eingefärbt	Meist Verdauungsleiden. Oft familiäre Belastung bis hin zu Darmkrebs. Bedeutung hängt von Farbe ab (siehe Tabelle 10 auf Seite 162).
Abbildung 119: Ringförmige zentrale Heterochromie	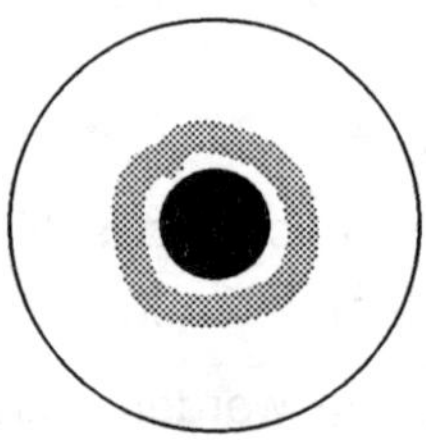	Nur der äußere Krausenrand und das innere Stroma haben eine andere Farbe als die Krausenzone	Bedeutung hängt von Farbe ab (siehe Tabelle 11 auf Seite 162)
Abbildung 120: Kombinierte zentrale Heterochromie	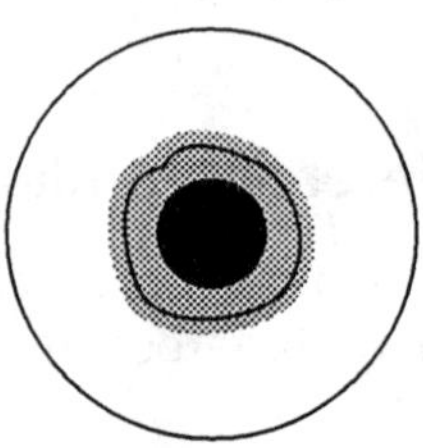	Die Krausenzone ist bis ins Stroma verfärbt	Verdauungs- und Steinleiden
Abbildung 121: Sektorale unvollständige Heterochromie	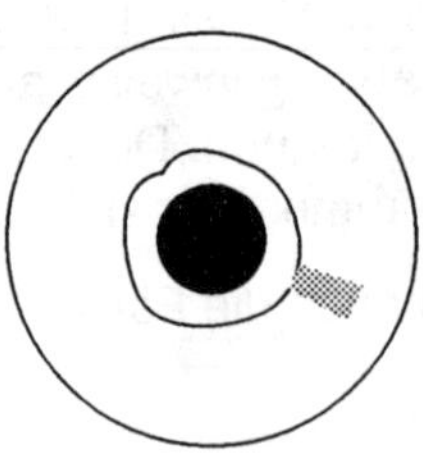	Am Krausenrand beginnend, erreicht aber den Ziliarrand nicht	Hormonelle Störungen, nervliche Fehlsteuerung, Schilddrüse beachten

Tabelle 9: Heterochromien

Name	Abbildung	Aussehen	Bedeutung
Abbildung 122: Sektorale vollständige Heterochromie	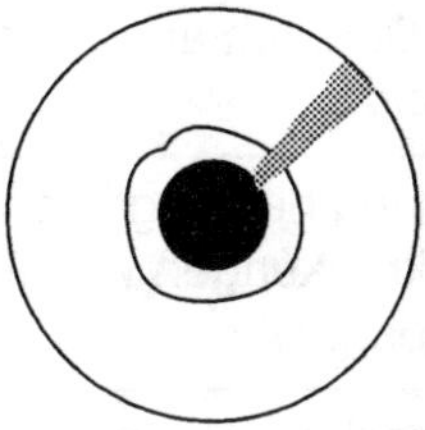	Die Andersfarbigkeit erstreckt sich vom Pupillensaum bis zum Ziliarrand	Neurologische Erkrankungen
Abbildung 123: Sektorale vollständige Heterochromie in der Krausenzone	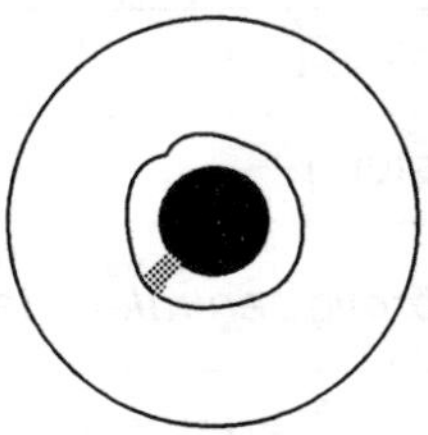	Verfärbung vom Pupillensaum bis zum Krausenrand	Deutet auf Organbelastungen im jeweiligen Sektor des *Irisstroma*
Abbildung 124: Sektorale vollständige Heterochromie im Irisstroma	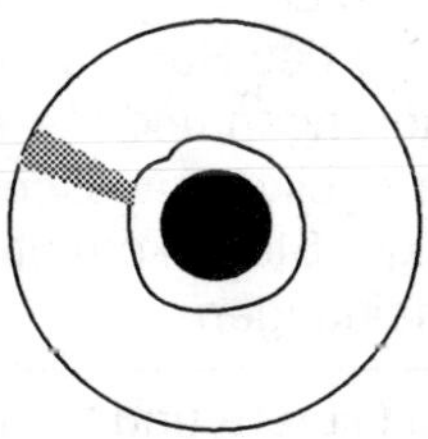	Verfärbung von Krausen- bis Ziliarrand; selten	Geistig-seelische Störungen

Tabelle 10: Färbungen der zentralen Heterochromie

Farbe	Bedeutung
(Dunkel)braun	chronische Vergiftung aus dem Verdauungstrakt. Dadurch auch Leber- und Nierenbelastung
Braunrot	Übersäuerung des Organismus, Stoffwechselerkrankungen wie Gicht und Diabetes, Krebsgefahr
Brandrot	Gefahr bösartiger Neubildungen im Verdauungstrakt
Goldgelb	Zuckerkrankheit
Ockergelb	Leberbelastung

Tabelle 11: Färbungen der ringförmig zentralen Heterochromie

Farbe	Bedeutung
Rot	Übersäuerung des Organismus; starke Konzentration des Harn führt zu Nierenfunktionsstörungen und Nierensteinleiden; bei mangelnder Ausscheidung harnpflichtiger Stoffe kommt es zu Vergiftungserscheinungen
Rotgelb	Neigung zu Nieren- und Lebererkrankungen
Gelb	Nierenerkrankungen, Nierenbeckenentzündung
Strohgelb	Nierenerkrankungen, Tuberkulotoxikose*

* Erbgiftbelastung wegen durchgemachter Tukerkulose in früheren Generationen

16. Pupillenzeichen

Die Pupille, das Loch in der Iris, ist leicht zu beobachten. Normalerweise sitzt sie exakt in der Mitte. Beim Nahsehen rutscht die Pupille aber in Richtung Nase (es fällt besonders am Irismikroskop auf!). Das darf man also nicht im Sinne einer krankhaften Veränderung auffassen!

Wir beachten den Pupillensaum, die -größe und -bewegung sowie die Abweichung vom runden Ideal, die sogenannte Pupillenentrundung. Sie ist immer krankhaft zu werten!

Die Pupille wird immer beidseitig auf ihre Größe und Beweglichkeit geprüft. Beim gesunden Menschen reagiert die Pupille immer auf beiden Seiten gleich.

16.1 Der Pupillensaum

Am Übergang von der Iris zur Pupille ist oft ein Saum sichtbar, der zart oder auch klobig wirken kann. Im eigentlichen Sinne ist es kein Pupillensaum, da die Pupille ja „Nichts" ist. Dieser Saum gehört vielmehr zur Iris, er ist das hintere Pigmentblatt.

- der feine, rötlich wirkende Pupillensaum wird Neurastheniker-Ring genannt. Er ist ein Hinweis auf den Nervenschwächling. Eine Springpupille verstärkt das Zeichen (siehe Abbildung 128 auf Seite 165).

16.2 Die Pupillengröße und -motorik

Die Pupille ist bei normaler Beleuchtung etwa 2-3 mm groß. In der Wachstumszeit, also bei Kindern und Jugendlichen, ist die Pupille größer, im Alter ist sie kleiner.

Die Größe der Pupille hängt immer von verschiedenen Bedingungen ab:

- Akkomodation – Anpassung an die Entfernung
  - Beim Nahsehen verkleinert sich die Pupille
- Adaptation – Anpassung an die Helligkeit
  - Helles Licht verkleinert die Pupille, um die Netzhaut zu schützen.

  - Bei Dunkelheit vergrößert sich die Pupille, um mehr Licht auf die Netzhaut zu bekommen.
- Nervale Steuerung
  - Der Sympathikus vergrößert die Pupille, auch wenn es hell ist. Der Schutz der Netzhaut tritt hier hinter die Notwendigkeit zurück, im Falle der Gefahr optimales Sehen zu ermöglichen.
  - Der Parasympathikus verkleinert die Pupille
  - Schmerz (Kolik) erweitert die Pupille. Oft ist diese Reaktion einseitig. Man findet dann den Auslöser gleichseitig. Eine Gallenblasenkolik, z. B., kann zu einer rechtsseitigen Pupillenerweiterung führen.
- Medikamente – Drogen
  - Sie erweitern oder verengen die Pupille

Die Weitpupille wird als Mydriasis bezeichnet, die Engpupille heißt Miosis.

Die Pupille schwankt in ihrer Größe. Das ist physiologisch. Dadurch verändert sich in geringem Maße die Belichtung der Netzhautzellen, so daß die Aufmerksamkeit erhalten bleibt.

Schwankt die Pupille in ihrer Größe stärker, so bezeichnet man das als Springpupille oder Hippus. Das ist ein Zeichen für vegetative Fehlsteuerung (Dystonie).

Anisokorie, die ungleiche Pupillenreaktion links und rechts, ist immer ein krankhaftes Zeichen (außer während einer Kolik, siehe oben)!

Pupillenstarre ist immer krankhaft. Es gibt mehrere Formen:

- Amaurotische Pupillenstarre bei Erblindung eines Auges durch eine Beschädigung des N. opticus. Dabei reagiert das betroffene Auge nicht mit einer Pupillenreaktion bei direkter Beleuchtung, aber indirekt bei Beleuchtung des gesunden Auges.
- Reflektorische Pupillenstarre mit Reizmiosis durch Gehirnleiden.
- Absolute Pupillenstarre im Glaukomanfall, bei Neurolues, anderen Entzündungen im Gehirn, Tumoren, Traumen und Vergiftungen (Botulismus, Alkohol, Blei).

Tabelle 12: Pupillengröße und -motorik

Name	Abbildung	Aussehen	Bedeutung
Abbildung 125: Normalpupille	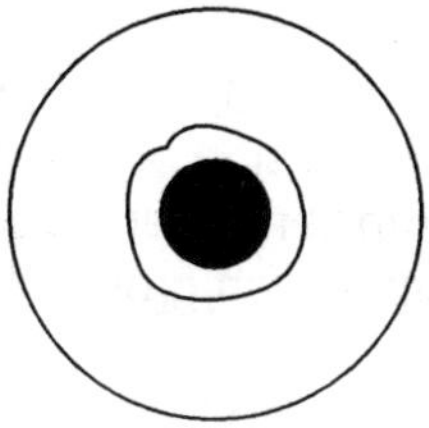	Die Pupille ist bei normaler Beleuchtung etwa 2-3 mm groß	ohne Befund
Abbildung 126: Engpupille – Miosis	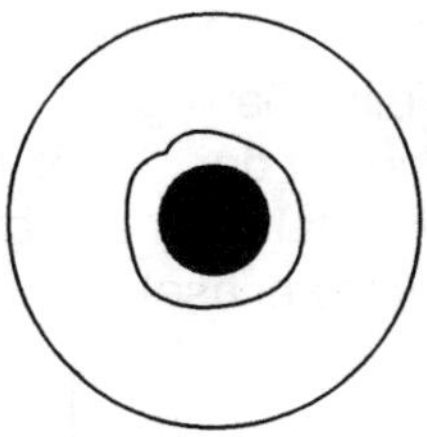	Extrem verengte Pupillen (< 2 mm)	Vagotonie; bei alten Menschen normal
Abbildung 127: Weitpupille – Mydriasis	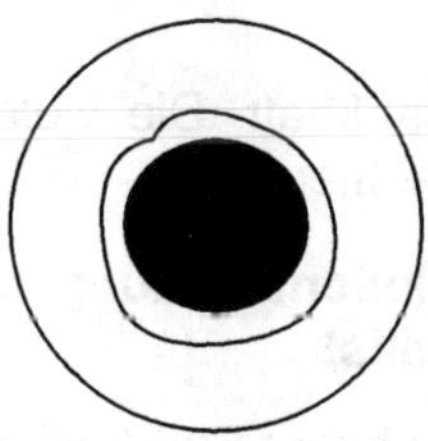	Extrem erweiterte Pupillen (> 5 mm)	Sympathikotonie; bei Kindern und Jugendlichen normal
Abbildung 128: Springpupille – Hippus	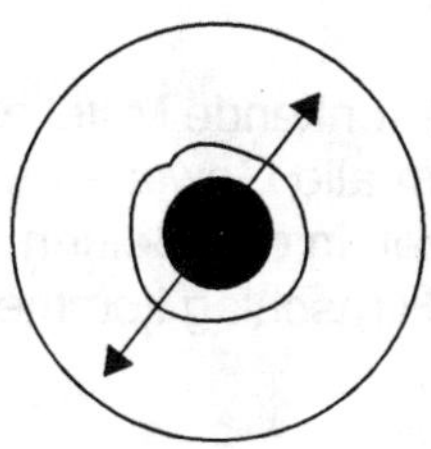	Die Pupillen vergrößern und verkleinern sich hektisch (in geringem Maße ist das normal!)	Nervenschwäche (Neurasthenie)

Tabelle 12: Pupillengröße und -motorik

Name	Abbildung	Aussehen	Bedeutung
Abbildung 129: Pupillenungleichheit – Anisokorie	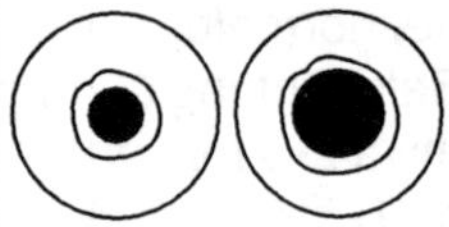	Links und rechts sind die Pupillen unterschiedlich groß	Folge einseitig wirkender zentralnervöser Störungen oder bei Kolik
Pupillenstarre		Keine Beweglichkeit der Pupillen bei Lichtwechsel	krankhaft, *siehe Text!*

16.3 Pupillenentrundung

Die Pupillenentrundung ist immer krankhaft. Die vielen verschiedenen Formen sollten Sie zunächst nicht beachten.

Grundsätzlich denken Sie bei Pupillenentrundung immer erst einmal an die Möglichkeit eines Schlaganfalls!

Prüfen Sie zunächst den Blutdruck. Zu hoher Blutdruck führt nur in 5-20% der Fälle zu einem Schlaganfall. Der Blutdruck ist vor allem ein Betriebsdruck.

Wenn die Patienten vom Arzt blutdrucksenkende Mittel erhalten, reicht der Blutdruck vielleicht nicht mehr aus, um alle Gewebe ausreichend zu versorgen. Dadurch kann es zu Schmerzen in den Beinen, in den Baucheingeweiden, aber leicht auch zu einem Hirnschlag kommen.

Wichtig ist es, den Patienten nach transitorischen Ischämien zu befragen, also über Anzeichen für kurzzeitige, sprunghafte Durchblutungsstörungen des Gehirns, die sich in kurzzeitigen Funktionsausfällen zeigen. So kann es dem Patienten passieren, daß er plötzlich keine Worte mehr findet, er einen Gesichtsfeldausfall erleidet, er stolpert, ihm die Tasse oder etwas anderes aus der Hand fällt.

Das sind sehr starke Warnungen, die keinesfalls mißachtet werden dürfen!

Bei zu hohem Blutdruck kann es zu einem roten Schlag kommen. Dabei platzt ein Blutgefäß, das Blut drückt auf auf die Hirnzellen. Das passiert im allgemeinen bei Blutdruckspitzen. Hier müssen Sie auf Husten und Stuhlgang achten. Bei beidem kommt es zu einer Bauchpresse, die den Blutdruck nach oben (zum Kopf) und unten (Unterleibsorgane und Beine, denken Sie an Hämorrhoiden und Krampfadern) erhöht.

Bei Bronchitis haben sich mir Prospan-Zäpfchen bestens bewährt. Lassen Sie sich nicht davon abschrecken, daß sie Kinder-Zäpfchen heißen. Sie wirken auch bestens bei Erwachsenen.

Bei Verstopfung sollten Sie zunächst prüfen, ob der Patient ausreichend trinkt. Oft ist das nicht der Fall, die Verstopfung also leicht erklärlich. Verordnen Sie einen diuretisch wirkenden Tee oder einfach ein Bier. Bier wirkt ebenfalls diuretisch, deshalb regt es den Durst an, wie man in jeder Kneipe leicht beobachten kann.

Alkohol säuert allerdings. Blut, das in seiner schmalen Schwankungsbreite zum Sauren hin tendiert, führt leicht zu geldrollenartig aneinander liegenden roten Blutkörperchen. Dasselbe passiert bei zu geringer Blutfließgeschwindigkeit.

Bei Übersäuerung, zu hoher Viskosität des Blutes und geringer Blutfließgeschwindigkeit kann es zum weißen Schlag kommen. Besonders oft ist er die Folge von Blutdruck senkenden Maßnahmen. Der Betriebsdruck reicht dann nicht mehr für die notwendige Versorgung, die Flißegeschwindigkeit sinkt.

Zur Entsäuerung bewährt sich Kaiser-Natron, das es preiswert in der Apotheke gibt. Ihm kann hier fast die Rolle eines Notfallmedikamentes zugesprochen werden. Ansonsten nehmen Sie Basica oder etwas ähnliches.

Die Blutfließgeschwindigkeit wird am einfachsten durch Bewegung erhöht. Grundsätzlich sollen die Kranken soviel selbst machen, wie sie noch vermögen, da sich sonst alle Funktionen zurückbilden.

Die Viskosität des Blutes wird am besten (neben ausreichender Flüssigkeitszufuhr!) über die Milz beeinflußt. Dazu bewährt sich Solcosplen, wenn das Milzfeld abgedunkelt ist.

Tabelle 13: Pupillenentrundung (Ellipsenbildung)
Bitte beachten Sie, daß diese Pupillenentrundungen übertrieben dargestellt worden sind. In Wirklichkeit sind die Entrundungen viel geringer!

Name	Abbildung	Aussehen	Bedeutung
Abbildung 130: Stehende Pupillen	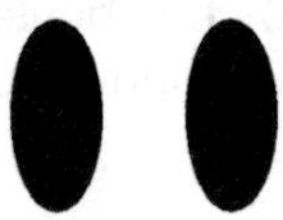	Senkrecht stehende Ellipsen	Schlaganfall mit Ganzlähmung
Abbildung 131: Liegende Pupillen	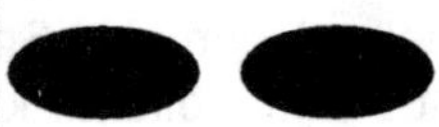	Waagerecht ausgerichtete Ellipsen	Erhöhter Liquordruck mit motorischen Störungen der unteren Extremität
Abbildung 132: Nach links geneigte Pupillen	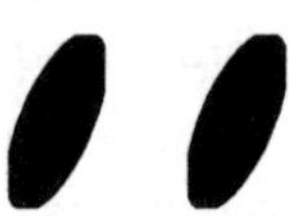	Nach links geneigte Ellipsen	Linksseitige Lähmung nach Schlaganfall

Tabelle 13: Pupillenentrundung (Ellipsenbildung)
Bitte beachten Sie, daß diese Pupillenentrundungen übertrieben dargestellt worden sind. In Wirklichkeit sind die Entrundungen viel geringer!

Name	Abbildung	Aussehen	Bedeutung
Abbildung 133: Nach rechts geneigte Pupillen	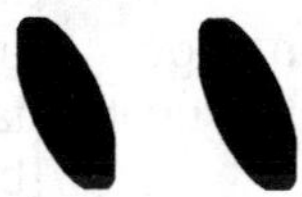	Nach rechts geneigte Ellipsen	Rechtsseitige Lähmung nach Schlaganfall
Abbildung 134: Nach oben divergierende Pupillen	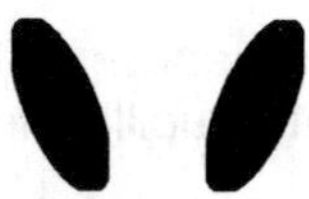	Oben nach temporal zeigende Ellipsen	Neigung zu tödlichem Schlaganfall
Abbildung 135: Nach unten divergierende Pupillen	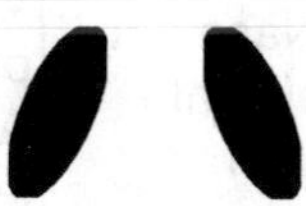	Oben zusammenlaufende Ellipsen	Lähmungen der unteren Extremität
Abbildung 136: Frontale Abflachung	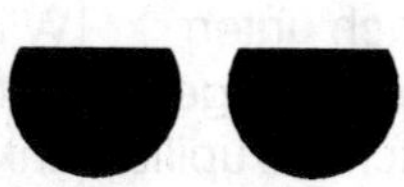	Oben abgeflachte Pupillen	Depressionen, Schwermut

Tabelle 13: Pupillenentrundung (Ellipsenbildung)
Bitte beachten Sie, daß diese Pupillenentrundungen übertrieben dargestellt worden sind. In Wirklichkeit sind die Entrundungen viel geringer!

Name	Abbildung	Aussehen	Bedeutung
Abbildung 137: Ventrale Abflachung	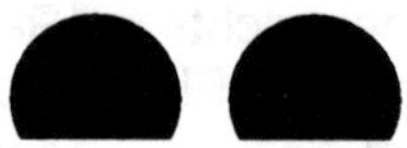	Unten abgeflachte Pupillen	Störungen der unteren Extremität. Wirbelsäule beachten!
Abbildung 138: Temporale Abflachung	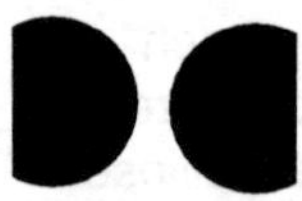	Seitlich abgeflachte Pupillen	Lunge und Zwerchfell beachten!
Abbildung 139: Nasale Abflachung	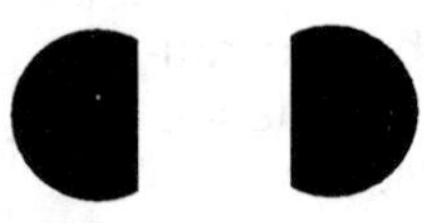	Zur Nase hin abgeflachte Pupillen	Verringerte Vitalkapazität der Lunge. Atmung und Kreislauf beachten!
Abbildung 140: Abflachung im unteren Temporalquadranten	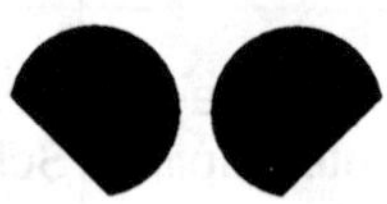	Nach unten außen abgeflachte Pupillen	Bewegungsstörungen der oberen Wirbelsäule mit Schmerzen. Nur links: Herz, nur rechts: Leber beachten!

Tabelle 13: Pupillenentrundung (Ellipsenbildung)
Bitte beachten Sie, daß diese Pupillenentrundungen übertrieben dargestellt worden sind. In Wirklichkeit sind die Entrundungen viel geringer!

Name	Abbildung	Aussehen	Bedeutung
Abbildung 141: Seil, flottierendes	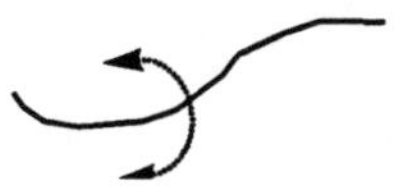	Eigentlich ein Lumenphänomen, eine im Kammerwasserstrom sich bewegende Faser.	Störungen der Gefäß- und Nervenversorgung der glatten Muskulatur.

17. Sklerazeichen

In der Lederhaut unterscheiden wir folgende Beobachtungen:

- Farbveränderungen
- Lipoidhügel
- Gefäßzeichnungen

17.1 Farbveränderungen

Tabelle 14: Farbveränderungen der Sklera

Farbe	Bedeutung
hellgelb bis hellbräunlich	Gallenerkrankungen, Ikterus?
schmierig hellbräunlich	Nierenfunktionsstörungen?
weißlich-bläulich	hypochrome Anämie?
grau	im Alter

17.2 Lipoidhügel

Ein oder gar mehrere Lipoidhügel (Fettpölsterchen) in der Lederhaut deuten auf starke (Fett-) Stoffwechselstörungen hin. Die Lipoidhügelchen beginnen als gelblich-braune Farbveränderungen, um später deutlich erhaben zu werden.

Abbildung 142: Lipoidhügel

In der Lederhaut befindliche, bräunlich aussehende Fettablagerung.

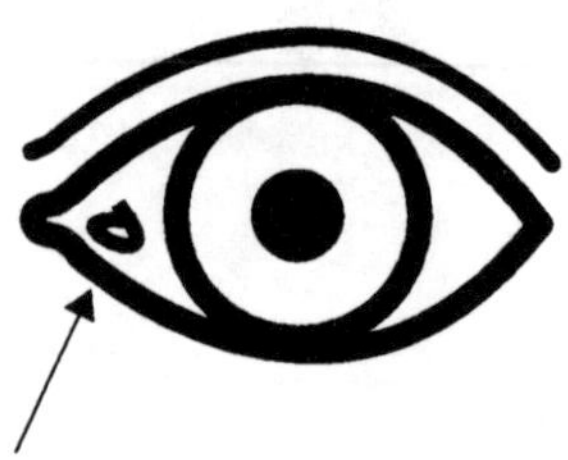

17.3 Gefäßzeichnungen

In der Lederhaut werden vielfältig unterschiedliche Gefäßzeichnungen sichtbar, die auf bestimmte Dispositionen und aktuelle Erkrankungen hinweisen können.

Gefäßzeichen haben den großen Vorteil, daß sie sehr einfach zu sehen und deshalb auch leicht zu interpretieren sind!

Tabelle 15: Gefäßzeichnungen in der Lederhaut

Bezeichnung	Abbildung	Bedeutung
Abbildung 143: Anämiegefäß	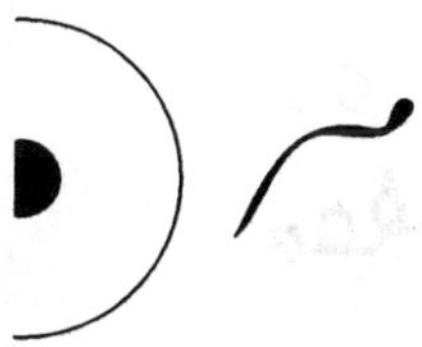	Neigung zu Anämie
Abbildung 144: Gefäßäste	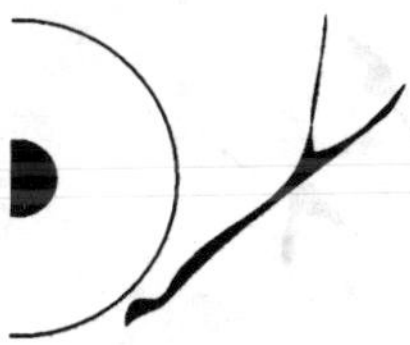	Wetterfühligkeit, Hinweis auf sich entwickelnde Erkrankungen des rheumatischen Formenkreises
Abbildung 145: Gefäßperlen, Rosenkranzgefäß („Perlenkette")	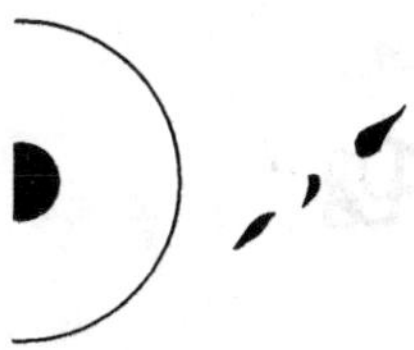	Blutungsneigung

Tabelle 15: Gefäßzeichnungen in der Lederhaut

Bezeichnung	**Abbildung**	**Bedeutung**
Abbildung 146: Gefäßspindel, Ampullengefäß	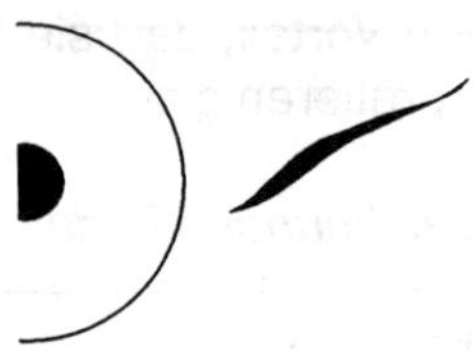	Gefäßatonie; laut Angerer Leberschädigung und verminderte Klimaanpassungsfähigkeit
Abbildung 147: Gefäßspirale	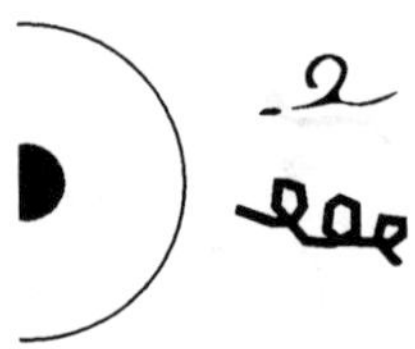	Zeichen für nachlassende Gefäßdynamik (die Gefäße werden „schlapp")
Abbildung 148: Gefäßtümpel, Stagnationstümpel	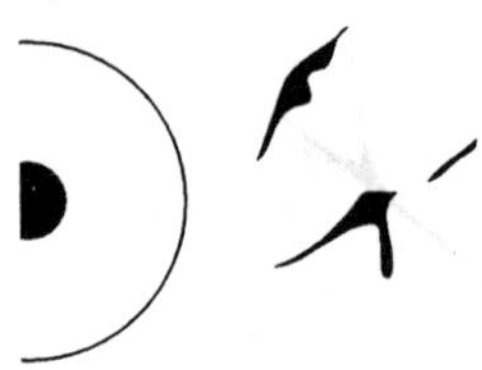	arterielle Durchblutungsstörungen
Abbildung 149: Knäuel- und Glomeruligefäß: Schlingenform	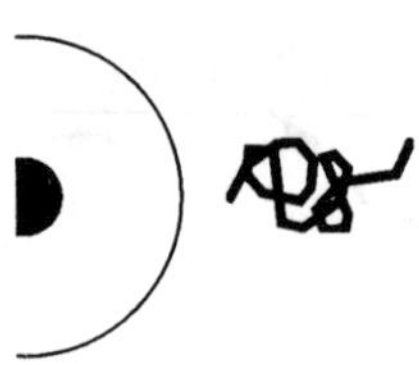	konstitutionelle Gefäßengstellung

Tabelle 15: Gefäßzeichnungen in der Lederhaut

Bezeichnung	Abbildung	Bedeutung
Abbildung 150: Knäuel- und Glomeruligefäß: Spinnenbeinform	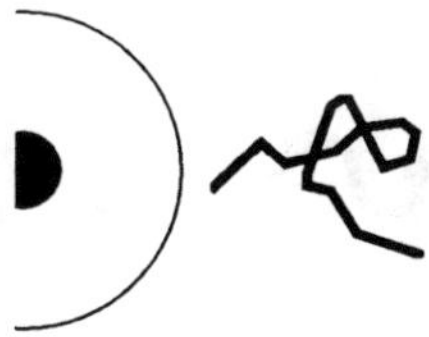	Kapillarerstarrung, also schlechte Versorgungslage!
Abbildung 151: Leitgefäß	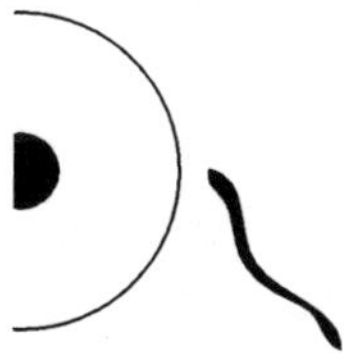	chronische Organstörung oder Herd im betreffenden Sektor
Abbildung 152: Mäandergefäß, Varizengefäß	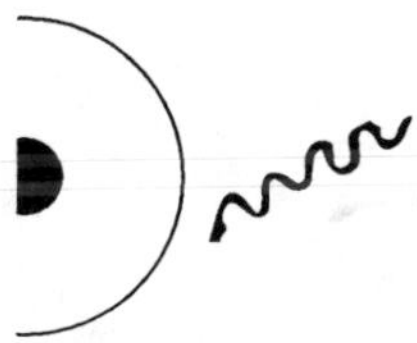	Leistungsschwäche der venösen Gefäße
Abbildung 153: Parallel- oder Bandgefäß	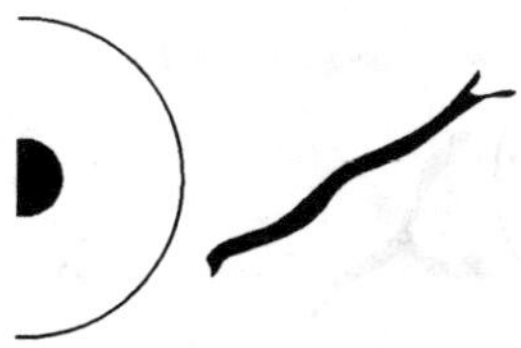	Hämorrhoiden, Krampfadern.

Tabelle 15: Gefäßzeichnungen in der Lederhaut

Bezeichnung	Abbildung	Bedeutung
Abbildung 154: Porzellangefäß	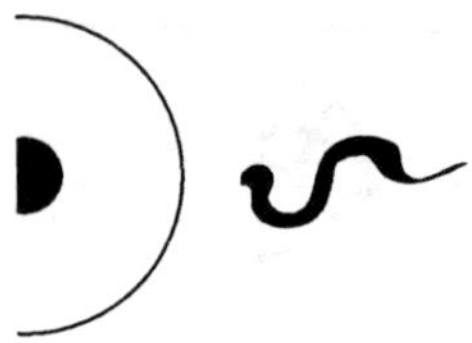	Gefäßverkalkung, Thrombose-neigung
Abbildung 155: Tangential-gefäß oder Druckbogen	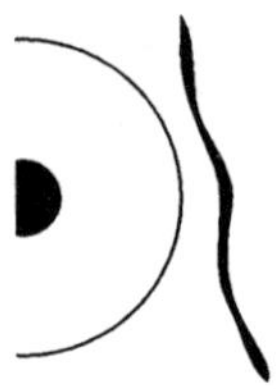	Funktionsstörung der Organe im betreffenden Sektor
Abbildung 156: Traumagabel	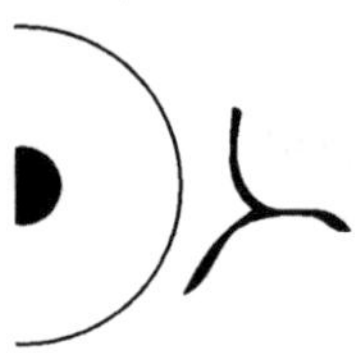	nach Verletzungen oder Schädel-Hirn-Trauma im kindlichen Alter. Fehlt aber meistens; unsicheres Zeichen.
Abbildung 157: Tumorgabel	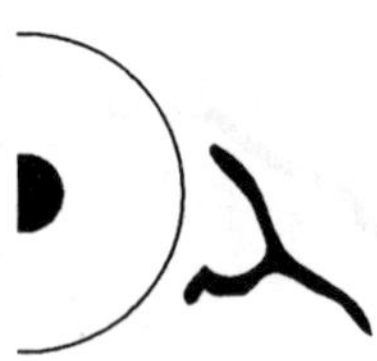	Bei gleichstarken Gabelschenkeln besteht Verdacht auf einen Tumor im zugehörigen Segment.

- Viele kleine Gefäße um die Iris herum deuten meistens auf einen akuten Reizzustand, z. B. eine Allergie, hin. Die Reizung kann aber auch örtlich, insbesonder durch Kosmetika (Wimperntusche etc.) verursacht sein.

Die Gefäßzeichnungen können Sie am Rand der Iriskarteikarte eintragen (siehe Abbildung 171 auf Seite 228).

18. Korneaphänomene

Zeichen in der Hornhaut können wichtige Hinweise auf Stoffwechselstörungen geben.

Tabelle 16: Hornhautphänomene

Name	Aussehen	Bedeutung
Arcus lipoides, Arcus senilis, Arcus juvenilis, Cholesterolring	milchiggraue Färbung in der Hornhaut (siehe Kapitel 12.5.1.4, „Die lipämische Diathese", ab Seite 84)	Hinweis auf Fettstoffwechselstörungen und daraus resultierende Arteriosklerose. Bei schneller Ausbildung (= wenige Monate) Gefahr von Krebserkrankungen durch Stoffwechselentgleisung, insbesondere, wenn sich auch die Linse trübt!
Kayser-Fleischer-Ring	grünlicher Ring auf der Rückseite der Hornhaut in der Descemetschen Membran	Hinweis auf Morbus Wilson

Wichtig ist in jedem Fall, die Erscheinungsform von örtlichen Hornhauterkrankungen zu kennen, um sie gegen irisdiagnostische Phänomene abzugrenzen (siehe Kapitel 7.5, „Hornhautveränderungen", ab Seite 45).

Beim Cholesterolring ist es wichtig, die Lage der Trübung zu berücksichtigen. Sie zeigt uns, wo sich die arteriosklerotischen Erscheinungen bislang besonders ausgeprägt haben:

- frontal: an (beginnende) Zerebralsklerose denken
- temporal: Herzkranzgefäße betroffen?
- ventral: Durchblutungsstörungen der Beine, beginnende Niereninsuffizienz etc. in Erwägung ziehen

Bedenken Sie immer, daß es isolierte Fettstoffwechselstörungen nicht gibt. Auch wenn wir immer von Kohlenhydrat-, Fett- und Eiweißstoffwechsel sprechen, als wenn es sich um getrennte Stoffwechsel handelte, so handelt es sich in Wirklichkeit doch nur um einen einzigen Stoffwechsel.

Wenn wir die Störung einer Komponente erkennen, müssen wir deshalb daraus schließen, daß auch die anderen Komponenten gestört sind.

19. Lidphänomene

Neben den unten in der Tabelle aufgeführten Lidphänomenen muß auf Anzeichen einer möglichen Tränendrüsenentzündung geachtet werden!

Tabelle 17: Lidphänomene

Name	Bedeutung
Fibrom am Oberlid	Neigung zu Schwäche im Urogenitalbereich
Lidfältelungen	Bindegewebsschwäche
Oberlidödem	Störungen im Stoffwechsel des Herzmuskels
Unterlidödem	Nierenkrankheiten
Vaskularisation des Unterlides	venöse Stasen
Xanthelasma	Lipidablagerung als Zeichen einer Fettstoffwechselstörung*; Fettleber

* Siehe dazu auch die Anmerkung auf Seite 179.

20. Der Nervenkreislauf

Heinrich Hense war ein sehr fortschrittlicher Pionier nicht nur der Augendiagnose, sondern auch der Therapie. So hat er das erste homöopathische Komplexmittelsystem überhaupt geschaffen (siehe Kapitel 22, „Die Iris diktiert das Rezept", ab Seite 196).

In der Augendiagnose war Hense der erste, der die Irisfotografie zur Dokumentation benutzte. Die ersten Fotos hat er in seinem bereits 1909 erschienen Werk „Heilsystem Truw" veröffentlicht (Nr. 12 im Literaturverzeichnis auf Seite 238).

So verwundert es nicht, daß er auch die neuesten medizinischen Erkenntnisse für die Augendiagnose verwendete.

Solches medizinische Neuland war die hypothetische Entdeckung des vegetativen Nervensystems und seiner Leistungen durch den Arzt Dr. Kreidmann. Lesen wir, was Hense in seinem Buch dazu geschrieben hat (Seite 54):

„Einen weiteren ernst zu nehmenden Forscher müssen wir hier noch erwähnen. Es ist Dr. *Kreidmann*, der in seinem 1892 erschienenen Werk: «*Der Nervenkreislauf*» grundlegende neue Gedanken pathologischer und therapeutischer Art niederlegte und begründete. Er selbst sagte später, daß er bei den Ärzten seiner Zeit keinen Anklang gefunden habe. Man habe sein Werk einfach totgeschwiegen.

Das ist sehr erklärlich, da die Ärzte seiner Zeit, weil sie ganz unter dem Einfluß *Virchow's* standen, *Kreidmann* mit seinen vorauseilenden Ideen einfach nicht verstehen konnten. Und die ihn verstanden, brachten nicht den Mut auf, ihm beizupflichten. Die ihm aber beitraten und seine Lehre anerkannten, wurden bekämpft und wollten nicht gegen den Strom schwimmen. Einen Nervenkreislauf kann es doch nicht geben, solchen hat noch niemand beschrieben und keiner gesehen! Einen Blutkreislauf nahm man als erwiesen hin, weil er anerkannt und leichter nachweisbar war. Aber einen Nervenkreislauf? Unsinn! Und doch – warum soll nicht jeder Zellenkomplex eines jeden Organs auf besondere (vorläufig unerforschte) Art und Weise vom Blut- und Nervenkreislauf ernährt bzw. dirigiert werden?

Das sind alles Fragen, die im oben angegebenen Werk beantwortet werden. Die Arbeiten *Kreidmann's* bringen uns in ein Gebiet, das bisher bei Heilung der Krankheiten – insbesondere durch Darreichung von internen Heilmitteln – viel zu wenig berücksichtigt wurde.

Ziehen wir das Fazit aus diesem geschichtlichen Rückblick, so können wir kurz das Wesen der Krankheit charakterisieren *als eine Störung im physiologischen Gleichgewicht des organischen Lebensprozesses, hervorgerufen durch eine diese Störung verursachende Schädlichkeit, sei sie äußerer oder innerer Natur.*"

Kreidmann nahm an, daß das vegetative Nervensystem ebenso wie die Blutgefäße einen Kreislauf bilden würde und zusammen mit dem Blut die Versorgung der Organe mit Nährstoffen besorgen würde.

Parasympathikus und Sympathikus bildeten demzufolge einen Kreislauf wie Arterien und Venen – ohne Anfang und ohne Ende. Hinzu kam die motorische Innervation der Organe.

Wenn das vegetative Nervensystem eine so wichtige spielte, mußte es sich auch entsprechend stark auf das Krankheitsgeschehen auswirken, bzw. ein wichtiger Faktor für die Gesunderhaltung oder das Krankwerden sein.

Da das vegetative System auch eine „ernährende" Funktion hatte, mußte es sich dort zeigen, wo die Nahrung in den Körper gelangt und wo die Irisdiagnostiker Blut und Lymphe finden: am äußeren Bereich der Krause.

Dies ist in der Iristafel nach Hense deutlich dort zu sehen. Hense hat aber nicht nur eine Tafel, er hat vier Tafeln entworfen:

- Tafel I zeigt die Lage der Organe (siehe Kapitel 13.6, „Topographie nach Hense", ab Seite 108)
- Tafel II zeigt das Nervensystem in der Iris (siehe Abbildung 159 auf Seite 184)
- Tafel III ist die Zusammenfassung der Tafeln I und II. Sie zeigt die Lage der Organe und das Nervensystem
- Tafel IV ist eine Kopie der großen Iristafel zum Aufhängen in der Praxis. Sie zeigt farbig die zusammengehörenden Organsysteme in der Iris und den Nervenkreislauf.

Auch wenn es auf den Tafeln so aussieht, als wenn alle Nerven auf einer Ebene liegen würden, postuliert Hense das Vorhandensein von drei Ebenen.

- Ebene 1 zeigt den Vagus. Um ihn zu beobachten, soll man die Iris mit zweifacher Vergrößerung betrachten
- Ebene 2 zeigt den Sympathikus. Um ihn zu beobachten, soll man die Iris mit vierfacher Vergrößerung betrachten
- Ebene 3 zeigt den Bereich der motorischen und sensitiven Nerven. Zur Beobachtung soll man die achtfache Vergrößerung benutzen

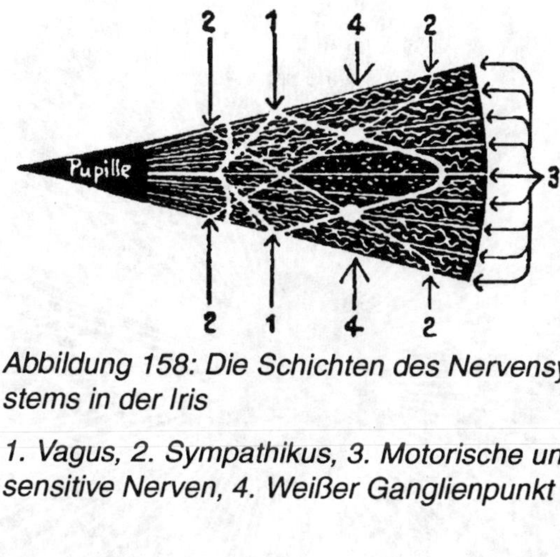

Abbildung 158: Die Schichten des Nervensystems in der Iris

1. Vagus, 2. Sympathikus, 3. Motorische und sensitive Nerven, 4. Weißer Ganglienpunkt

Der Vagus bildet die dicken sternförmigen Linien der ersten Ebene. Die Zählung beginnt bei 1 Uhr. Der Sympathikus bildet die feineren Linien der zweiten Ebene. Die Zählung beginnt bei 2 Uhr.

An den Schnittpunkten von Vagus und Sympathikus können sich weiße Ganglienpunkte abbilden. Dies ist bereits ein Krankheitszeichen. Wenn sich die Nervenfasern verdichten, kommt es ganz automatisch zu einer Lakunenbildung.

Diese Auffassung steht anscheinend im Gegensatz zu der von den übrigen Augendiagnostikern vertretenen Meinung, daß Lakunen genetisch bedingte Schwachstellen des Organismus sind.

Es gibt aber Bildungen, wie z. B. den Spargelkopf (siehe Abbildung 89 auf Seite 147), die von Irisforschern als Auflockerungszeichen gewertet werden. Sie sind nicht genetisch bedingt, sondern bilden sich im Laufe des Lebens.

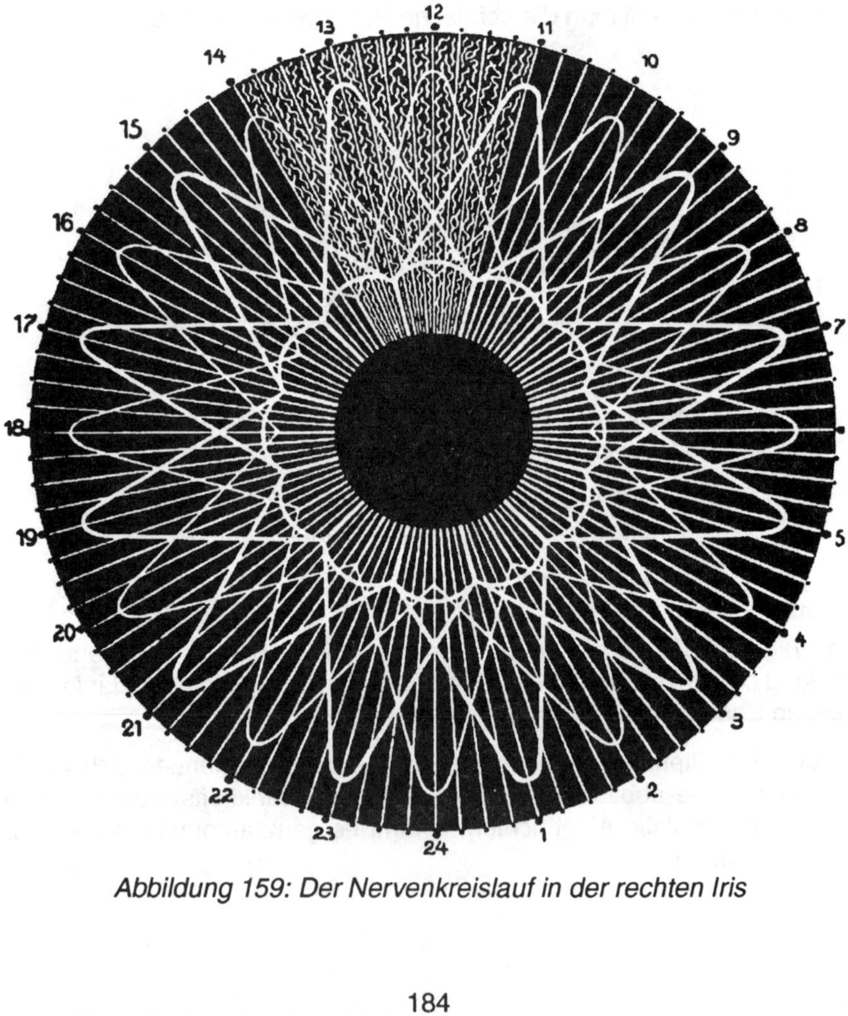

Abbildung 159: Der Nervenkreislauf in der rechten Iris

Solche Auflockerungen und Rückbildungen des Irisstromas finden wir häufig bei Krebskranken, bei denen wir den fortschreitenden Prozeß in der Iris als Auflockerung und Rückbildung gewissermaßen beobachten können.

Wir wollen diese Betrachtungsweise hier aber nicht vertiefen, da sie für den Anfänger verwirrend ist. Mit der Zeit werden Sie diese Erkenntnisse „wie von selbst" sammeln.

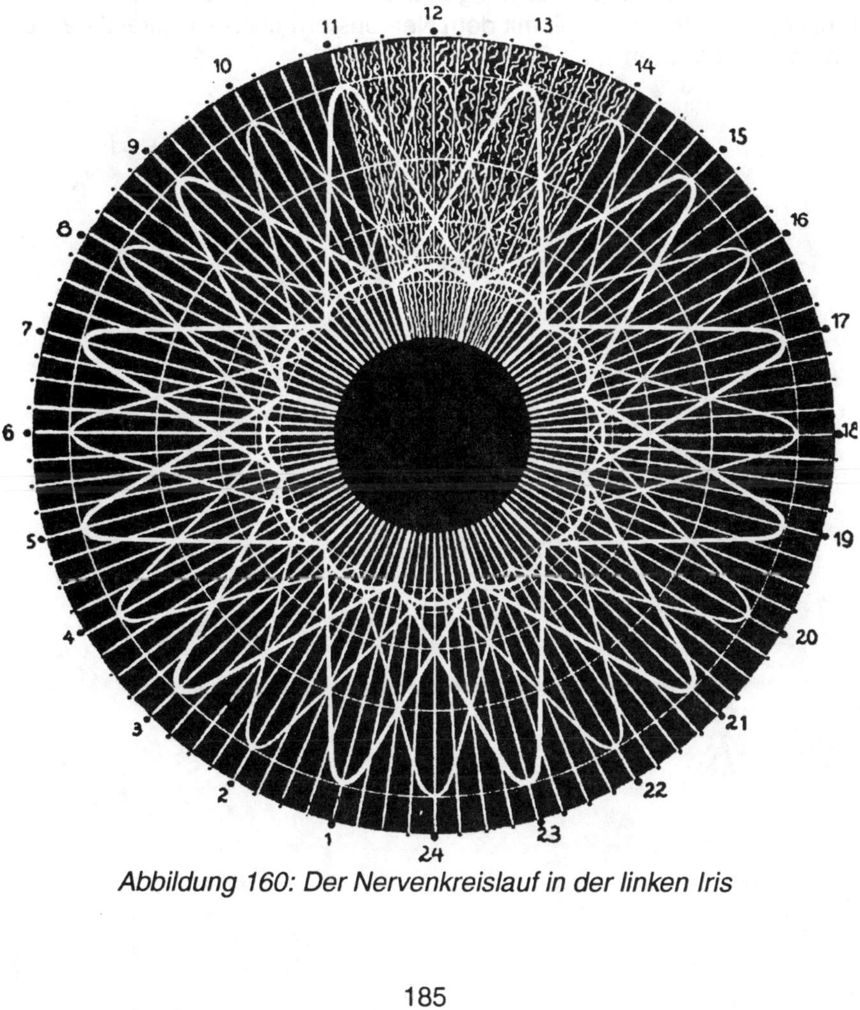

Abbildung 160: Der Nervenkreislauf in der linken Iris

Hense war sich dieser Schwierigkeit bewußt. Er schrieb dazu (Seite 157):

„Nicht jeder kann Augendiagnose erlernen, erst recht nicht kann sie jeder lehren. Wer nicht zum Künstler geboren ist, wird nie einer werden. Und die Augendiagnose ist eine Kunst, wie die ärztliche Tätigkeit überhaupt. *Mediziner* kann jeder werden, aber darum ist er noch lange nicht *Arzt*."

Wir freuen uns derweil, daß Pastor Felke uns Trost gespendet hat („am vierten Tag reicht es für den Hausgebrauch", (siehe Seite 52))

Für uns soll die kurze Betrachtung des Nervenkreislaufs in der Iris nur der Einstieg sein für die Arbeit mit dem Nervenstern (siehe Kapitel 21.2, „Die Arbeit mit dem Stern", ab Seite 192).

21. Vom Hinweis zur Diagnose

Alle Zeichen in der Iris sind Hinweise auf Belastungen, aber noch keine Diagnose. Es ist ganz wichtig, sich das immer wieder vor Augen zu führen!

Der erste und wichtigste Hinweis betrifft die Konstitution. Die Konstitution zeigt uns die Belastungen eines Menschen, denen er durch Vererbung und Entwicklung ausgesetzt ist. Sie zeigt aber keinesfalls, daß er an entsprechenden Krankheiten erkrankt ist oder jemals erkranken wird. Das hängt ab von seiner Lebensweise und Umwelteinflüssen.

Viele Zeichen in der Iris bedeuten auch keineswegs automatisch viel Krankheit. Sie zeigen vielmehr, daß hier umfängliche Erkrankungs*möglichkeiten* vorliegen.

Das schwierigste an der Augendiagnose, ebenso wie an der Homöopathie oder der Akupunktur, ist sicherlich, daß sie eine andere Denkweise erfordern als die von uns gelernte.

Zusammen mit dem Studium der Augendiagnose müssen wir also auch unsere Denkgewohnheiten ändern, wenn wir damit erfolgreich sein wollen.

Unser modernes, westliches medizinisches Denken orientiert sich seit Virchows Zellularpathologie viel zu sehr am Organischen. Dieses Denken wird erleichtert und herausgefordert, weil man heute alle Organe mit bildgebenden Verfahren, durch Endoskopie oder Operationen ansehen kann.

Man sieht also die Veränderung in der Magenschleimhaut und beschreibt das als Magengeschwür. Das ist ein Befund, keine Diagnose.

Besonders deutlich konnte man dieses Scheuklappendenken erkennen, nachdem Prof. Barnard seinem Patienten Blaiberg das Herz einer jungen Frau eingepflanzt hatte. Nur kurze Zeit später war es ebenso krank wie das vorherige. Man hatte das Ersatzteil getauscht, an der Krankheit aber gar nichts geändert.

Viel zu leicht wird dabei vergessen, daß der Organismus nicht aus einzelnen Organen besteht, die von einander getrennt sind, sondern daß sie ein Ganzes bilden, das fortwährend und mannigfaltig in Wechselbeziehung zu den einzelnen Organen steht.

Eine beliebte und häufige „Diagnose" ist Hypertonie. Hoher Blutdruck belastet die Blutgefäße, das Herz und die Organe, sicherlich. Aber warum ist der Blutdruck in die Höhe reguliert worden? Weil der Betriebsdruck sonst nicht ausgereicht hätte, die verschiedenen (oder auch nur ein einzelnes) Organe im nötigen Umfang zu ver- und entsorgen. Durch die künstliche Senkung des Blutdrucks tut man den Patienten in der Regel keinen Gefallen. Man setzt die natürliche Regulationsfähigkeit außer Kraft, erzeugt damit neue Krankheiten und ist sogar noch stolz darauf!

Den gleichen Unfug erlaubt sich die moderne Medizin mit den Laborwerten. Da wird willkürlich eine Norm gesetzt und alle, die diese „Norm" nicht erfüllen, gelten als krank, auch wenn sie sich völlig gesund fühlen. Anschließend wird solange herumgedoktert, bis die Werte endlich in die Norm passen, auch wenn man den Patienten damit krank macht. Hauptsache, die Werte stimmen!

Ein zwergwüchsiger oder besonders hochgeschossener Mensch ist sicherlich mit seiner Größe außergewöhnlich. Krank sein muß er deshalb aber doch nicht!

Dasselbe gilt für alle anderen Körperteile auch, ob für Schwarzeneggers Bizeps im Gegensatz zu meinen, ob für Twiggys Brust oder die von Domenica.

Individuelle Unterschiede können also immens groß sein. Trotzdem liegt keine Krankheit vor, vielmehr Abweichungen vom Durchschnitt, den man aber nie als „Norm" bezeichnen darf, wie es gerade bei den Laborwerten getan wird, weil sie sonst (fast) überhaupt keinen Aussagewert hätten.

Solche Stümpereien kosten viel Geld und machen Menschen meist kränker als sie vorher waren.

Naturheilkundige haben das immer anders gesehen, auch oder gerade, weil sie weniger vom Organismus wußten. Sie haben oft das Wesentliche geahnt. Die Akupunkturlehre sieht die gestörte Regulation im Mittelpunkt, das Miteinander aller Teile im Ganzen. Die Humoralpathologie, die Lehre von den Säften, erklärt Krankheit durch ein Ansammeln von Schlackenstoffen, die ausgeleitet werden müssen (also genau umgekehrt, wie es heute gemacht wird, wenn zusätzliche Gifte verabfolgt werden). Die Homöopathie ahmt mit ihren kleinsten Dosen die Wirksamkeit der Hormone nach, obwohl Hahnemann davon nichts hatte wissen können.

Auch Louis Pasteur hatte den Durchblick. Er warnte seine Kollegen eindringlich davor, Bakterien als die eigentliche Ursache von Krankheiten anzusehen. „Die Mikroben sind nichts, das Milieu ist alles" hat er gesagt. Leider hat sich keiner seine Warnung zu Herzen genommen, sonst würde man sicherlich nicht so oft und so kritiklos selbst bei kleinsten Infektionen Antibiotika anwenden (und damit die schwache körperliche Abwehr, das Milieu, weiter schwächen) statt die körpereigene Abwehr zu stärken.

Hüten wir uns also vor „Diagnosen", die für den Patienten nichts wert sind. Nicht umsonst kommen viele Menschen nach Jahren bester „Diagnostik" zum Augendiagnostiker, um Hilfe zu erlangen.

Zwangsläufig müßten wir diese Leidenden ebenso enttäuschen, wenn wir alles daran setzen würden, nun auch wieder eine schulmedizinische Diagnose zu stellen.

Einen guten Anfang machen wir mit der Konstitutionserkennung. So ist es uns möglich, schon einmal gezielt die Schwächen des Konstitutionstyps zu behandeln, ihn in ein besseres Gleichgewicht zu bringen, damit er zukünftig weniger erkrankt.

Jetzt kann unser zweiter Blick der Giftstoffbelastung gelten. Das sind die Pigmente, die Farbauflagerungen. Auch dabei sollten wir uns nicht verrennen: Nierenpigmente zeigen nicht automatisch, daß die Nieren krank sind, sondern daß Stoffwechselschlacken, die eigentlich von den Nieren ausgeschieden werden sollten, im Organismus abgelagert sind.

Die Leber bereitet diese Stoffe auf, das Blut soll sie an Ort und Stelle bringen, das Herz die nötige Kraft und die Blutgefäße den Transportweg zur Verfügung stellen. Der Patient selbst muß für ausreichende Flüssigkeitszufuhr sorgen, damit auch welche im nötigen Umfang abgegeben werden kann. So sind wir bereits gezwungen, in Zusammenhängen zu denken, damit wir nicht im Detail versinken.

Schadstoffbelastungen zeigen uns schon etwas weiteres an: Wir werden im Laufe der Behandlung dafür Sorge tragen müssen, die Schadstoffe durch geeignete Maßnahmen aus dem Körper ausscheiden zu lassen.

Dazu können wir die natürlichen Ausscheidungsorgane anregen oder sie durch weitere Maßnahmen, wie Baunscheidtieren, Schröpfen, Blutegel, Cantharidenpflaster etc., unterstützen.

Welche Organe überhaupt in Frage kommen, um angeregt zu werden, verraten uns die Reflexzonen der Organe in der Iris.

Finden wir dort Aufhellungen, so ist das betreffende Organ in einem Relzzustand, vielleicht könnten auch entzündliche Vorgänge sich abspielen. Dieses Organ werden wir nicht anregen, wir müssen es vielmehr entlasten!

Ist ein Organ abgedunkelt, kann es schlecht durchblutet sein, eine Unterfunktion aufweisen oder sich bereits im Zustand der Rückbildung befinden. Dieses Organ sollen wir anregen!

Wir müssen aber genau abwägen, wie wir das machen wollen, um uns (und den Patienten) vor Enttäuschungen zu schützen. Finden wir einen Hautring, ist also der Stoffwechsel der Haut vermindert, so werden unsere ersten Baunscheidt-Behandlungen womöglich nichts bewirken. Hier benötigen wir Geduld oder regen die Haut zunächst auf andere Art und Weise an, damit sie ihre natürliche Funktion wieder in vollem Umfang aufnimmt. Das könnte z. B. eine Wickelbehandlung sein, man könnte Güsse anwenden oder Saunabäder etc. Das hängt immer vom sonstigen Zustand des Patienten ab.

Finden wir am Ort des Organs ein Strukturzeichen, z. B. eine Lakune, so wissen wir, daß dieses Organ schwach angelegt ist. Wir dürfen es nicht überlasten, können seine Funktion aber durch geeignete Composita Truw oder Organextrakte stärken.

Zur Ausleitung von Giftstoffen gut geeignet sind auch Nosodenpräparate. Man sollte sie aber erst einsetzen, wenn die Ausscheidungstätigkeit angeregt worden ist. Sonst werden sie gelöst und ins Blut getragen, können aber nicht entsprechend ausgeschieden werden. Daraus könnten sich für den Patienten unangenehme Nebenwirkungen ergeben.

Auch Hense hat ein Nosodenpräparat entwickelt. Es ist 119, Vaccinium. Es dient zur Behandlung der mannigfaltigen Impfschäden, die allerdings nicht immer offensichtlich sein müssen.

Bei einer natürlichen Infektion setzt sich der Körper stark zur Wehr. Das äußert sich vor allem durch Fieber, das man – außer im Notfall – keineswegs künstlich senken sollte, denn „im Feuer des Fiebers verbrennt der Organismus die infektionsbedingten Schlackenstoffe". Er bindet, entgiftet und scheidet sie aus. Bei einer künstlichen Fiebersenkung, wie sie heute an der Tagesordnung ist, kann sich der Organismus nicht endgültig der Schlacken entledigen. Sie verbleiben dort und beeinträchtigen die Funktion in mehr oder weniger starkem Maße, bis es zum Ausbruch irgendeiner organischen Erkrankung kommt.

Ähnlich verhält es sich mit Impfungen. Auch hier kann sich der Organismus mit den abgeschwächten oder abgetöteten Keimen nicht richtig auseinandersetzen. Ein Indiz dafür ist die Tatsache, daß man nach durchgemachter Infektion oft lebenslängliche Immunität entwickelt, während eine Impfung immer wieder aufgefrischt (der Körper also immer wieder mit Giftstoffen belastet) werden muß.

Nachdem wir Schwächezeichen gefunden haben, müssen wir jetzt feststellen, ob sogenannte Aktivierungszeichen vorhanden sind. Das sind Reizfasern oder Pigmente in oder an der Lakune.

In einer besonders hellen Iris, wie wir sie z. B. bei der sykotischen Konstitution finden, werden wir keine Reizfasern ausmachen können. Das ist auch kaum nötig, denn die starken hellen Auflagerungen zeigen uns einen permanenten Reizzustand des gesamten Organismus an.

Bei der psorischen Konstitution, die sich ja durch besonders viele Pigmente auszeichnet, ist es dagegen sinnlos, bestimmte Pigmente mit Lakunen in Verbindung bringen zu wollen. Das wäre Spekulation.

Unsere Aufgabe ist es vielmehr, Ausschau zu halten nach Zeichen, die einzeln vorkommen und damit ihren Aussagewert unterstreichen.

Finden wir *eine* Reizfaser an einer Lakune, so sagt das für das betreffende Organ mehr aus, als wenn wir überall Reizfasern fänden.

Finden wir *ein* Pigment an einer Lakune, so ist die Wahrscheinlichkeit groß, daß es ein Aktivierungszeichen ist, die Disposition von einer Krankheits*neigung* sich in einen krankhaften Zustand wandelt!

Ein so belastetes Organ muß in unserem Behandlungsplan einen großen Stellenwert einnehmen. Es kann, muß sich aber nicht um das Organ handeln, weswegen der Patient zu uns gekommen ist. Die Beschwerden, die der Patient hat, können ja von einer ganz anderen Stelle ausgelöst worden sein. Sie zu finden und zu behandeln, ist unsere Aufgabe. Wir wollen versuchen, den Ausgangspunkt der Beschwerden unseres Patienten zu ermitteln, damit wir dem Übel an der Wurzel zu Leibe rücken können.

Dabei helfen uns nach Hense zwei wichtige augendiagnostische Hilfsmittel:

- die Organuhr und
- die Arbeit mit dem (Nerven-)Stern

21.1 Die Organuhr

Heinrich Hense hat seine Iris mit Bedacht in vierundzwanzig Stunden eingeteilt. Wir erinnern uns: Die Zählung verläuft von ventral zur nasalen Seite der Iris. Ganz unten ist 24 Uhr, ganz oben 12 Uhr.

Fragen Sie Ihren Patienten, um wieviel Uhr die Beschweren zum ersten Mal aufgetreten sind, oder wann sie im allgemeinen aufzutreten pflegen. Vergleichen Sie diese Angaben mit der Uhrzeit in der Iris. Schon haben Sie einen wichtigen Hinweis erhalten!

Oft halten Beschwerden längere Zeit an. Hier kann man feststellen, wann sie beginnen, wann sie ihr Maximum erreichen und wann sie abklingen. Vergleichen Sie bitte hierzu noch einmal Abbildung 159 und Abbildung 160 auf Seite 184. Dort finden Sie den zeitlichen Verlauf des Nervenkreislaufes.

21.2 Die Arbeit mit dem Stern

Bevor Sie mit dem Stern arbeiten können, kopieren Sie die Abbildung 161 bitte auf transparente Folie und schneiden sie aus. Der Stern paßt in der Größe zur Abbildung der Iristopographie nach Hense (siehe Kapitel 12.4, „Iriskonstitutionen nach Hense", ab Seite 73). Lesen Sie bitte auch noch einmal über den Nervenkreislauf nach (siehe Kapitel 20, „Der Nervenkreislauf", ab Seite 181). Dort finden Sie Abbildung 159, die die Zeichnung des vegetativen Nervensystems in der Iris zeigt.

Hense betont durch die Berücksichtigung des Nervenkreislaufes in der Iris die funktionellen Zusammenhänge im Organismus. Es gibt kein einzelnes, auf sich gestelltes Organ, sondern jedes Organ, ja jede Zelle beeinflußt

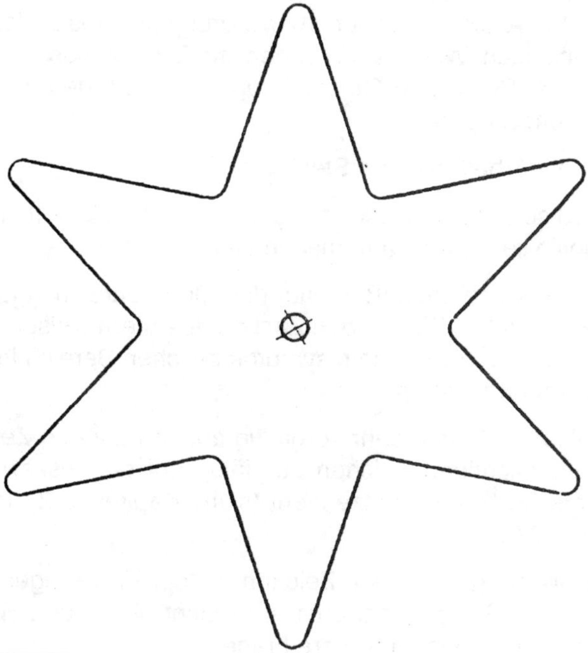

Abbildung 161: Der Nervenstern

durch ihr Tun oder Lassen jedes andere Organ im Organismus und wird von den anderen ebenfalls beeinflußt.

Krankheiten muß man deshalb auch immer in ihrem funktionellen Zusammenhang sehen. Isoliert erkrankt ein Organ nur durch kurzfristige, starke Überlastung seiner Regelmechanismen, so durch Gewalteinwirkung oder starke chemische oder physikalische Reize.

Jede andere Erkrankung baut sich langsam, meist über Jahre hin auf, in denen die Regelmechanismen noch vermochten, den krankmachenden Reiz zu kompensieren. Nach diversen Funktionsstörungen kommt es irgendwann zum manifesten Erkranken eines Organes, eben des schwächsten in der Kette. Auslöser können aber Störungen eines anderen Organs sein. Die vielfältigen Wechselwirkungen im Organismus, insbesondere wenn auch noch Seele und Geist hinzugezogen werden, sind nur sehr schwer zu durchschauen.

Hier hilft uns die Arbeit mit dem Stern.

Der Stern wird so auf die Iriszeichnung gelegt, daß sein Mittelpunkt in der Mitte der Pupille liegt. Nun kann man ihn leicht drehen.

Legen Sie eine Spitze so, daß sie auf den Organbereich zeigt, über den der Patient Klage führt. Die übrigen Zacken des Stern weisen nun auf andere Organbereiche, die mit dem symptomatischen Bereich in funktionellem Zusammenhang stehen.

Prüfen Sie diese Sektoren sehr sorgfältig auf vorhandene Zeichen! Markieren Sie alle wichtigen Zeichen sorgfältig auf der Iriskarteikarte, die gleichzeitig als Gedächtnisstütze dient (siehe Kapitel 25.2, „Iriskarteikarten", ab Seite 227).

Vergleichen Sie die gefundenen Zeichen mit der Krankengeschichte des Patienten. Stellen Sie gegebenenfalls im Licht der neuen Erkenntnisse dem Patienten gezielt einige weitere Fragen.

Jetzt können Sie eventuell schon eine Kausalkette bilden, an der Sie nun den Anfang finden müssen, um die Behandlung des Patienten zu vervollständigen.

Natürlich bleibt jetzt noch die Frage zu klären, wie es mit den seelisch/geistigen Einflüssen ist. Hier müssen wir mit der Beurteilung ein bißchen vorsichtig sein.

Was wir in der Iris gerade betrachtet haben, sind „Langzeitwerte". Die augenblickliche seelische Verfassung unseres Patienten ist dagegen eine Momentaufnahme. Fortwährende körperliche Beschwerden führen zu einer hohen seelischen Belastung, insbesondere dann, wenn man jahrelang vergeblich in Behandlung ist.

Besonders schlimm dran sind auch Patienten mit Funktionsstörungen, deren Ursache man nicht feststellen konnte, die deshalb womöglich als arbeitsscheu und faul abqualifiziert worden sind.

Daraus können sich leicht Depressionen einstellen, die man leicht als eigentliche Ursache fehlbeurteilen kann, wenn sie doch tatsächlich die Folge waren.

Natürlich ist auch der umgekehrte Fall denkbar: Die seelischen Probleme oder Störungen waren so stark, daß der Körper in Mitleidenschaft gezogen worden ist.

Hoffnungslosigkeit und Verzweiflung führen immer auch zu körperlicher Abgeschlagenheit, während Hoffnung und Selbstvertrauen den Körper stärken.

Als Faustregel sollte man vielleicht folgende Überlegung betrachten:

Wenn Sie eine klare Iris finden ohne gravierende Zeichen, so ist mit großer Wahrscheinlichkeit das Seelische in starkem Maße am Krankheitsgeschehen ursächlich beteiligt.

Entdecken Sie viele Schwächezeichen, so ist eine seelische Beteiligung nicht auszuschließen, die Wahrscheinlichkeit, daß körperliche Störungen überwiegen, aber groß.

22. Die Iris diktiert das Rezept

„Die Iris diktiert das Rezept" ist ein Ausspruch von Pastor Felke, dem Lehrer von Heinrich Hense. Felke meinte damals damit, daß man aus der Iris das Simile der Homöopathie finden könnte. Felke war Homöopath im strengen Sinne Samuel Hahnemanns.

Dies führte recht schnell zum Widerspruch bei Heinrich Hense, der ihn in seinem Buch „Heilsystem Truw" im Vorwort begründet:

„Jahrzehnte, ja Jahrhunderte haben wir in der Kunst des Heilens – besonders der innerlichen Behandlung – am Althergebrachten festgehalten, haben Regeln und Lehren ohne kritische Prüfung übernommen. Sonderlich die Homöopathen haben den vom Gründer der Homöopathie *Samuel Hahnemann* aufgestellten Grundsatz «**macht's nach, aber macht's genau nach**» bis zum Tüpfelchen auf dem i befolgt, wenn auch in den letzten Jahrzehnten wenige dazu übergingen, verschiedene Mittel im Wechsel zu geben. Ich selbst habe bis vor 10 Jahren zu den strengen Hahnemanniánern gezählt, und erst die Praxis brachte mich vor 10 Jahren in vielen Fällen auf den Gedanken, den ich seit einigen Jahren in die Tat umgesetzt habe, Mittel zusammenzusetzen, die im Gesamtbild einer bestimmten nachweisbaren Veränderung irgend eines Körperorgans oder einer befallenen bestimmten Stelle des Körpers unmittelbar zu Leibe gehen und prompt und sicher wirken. Man mag nun meine Zusammenstellungen Complexmittel, Organmittel oder sonstwie nennen, das ist gleich. Hauptsache ist und bleibt: **Sicherheit der Wirkung bei der Anwendung**. Erfahrung und Erfolge bei etwa 50000 Patienten haben mir diese Bestätigung gegeben, so daß ich meine Erwartungen vielfach übertroffen fand. Man mag auch meine Mittel «homöopathische» nennen. Sie sind es nicht, wenn auch die Angaben in den sogenannten Potenzen gemacht worden sind, wie es das Gesetz verlangt. Sie haben mit eigentlicher Homöopathie nichts mehr zu tun, da sie kein Symptom decken sollen, sondern vermöge ihrer Einwirkung auf ein Körperorgan dieses in den Normalzustand überführen, so daß es wieder zu normaler Funktion zurückkehrt. Arbeiten alle Organe wieder normal, so haben wir Gesundheit erlangt.

Es könnte nun der Einwand erhoben werden: «Es ist doch undenkbar, daß gemischte Mittel, dazu noch etwa 7 zugleich in ein oder zwei Tagen dem Organismus einverleibt, noch wirken können da die Wirkung des einen oder andern gar nicht festzustellen ist.» Gewiß, es scheint so. Hier kann deshalb nur die Erfahrung sprechen, und die sagt: «es ist so». Warum auch nicht? Jedes Mittel wirkt doch auf ein bestimmtes Organ, auf eine bestimmte Körperstelle. Die Gesamtwirkung ist der Erfolg. Und haben wir bei der Kräuterkur nicht ähnliches erlebt? Der Tee einer einzelnen Pflanze bringt allerdings eine Wirkung, wie auch ein einzelnes homöopathisches oder auch allopathisches Mittel. Aber wenn man kräftige, bessere, tiefergehende Wirkungen erzielen will, dann mischt man verschiedene Pflanzen, wie es *Kneipp* u. a. in langer Praxis auch getan haben. Auch hier nimmt der Körper von jedem eingeführten Reizstoff für jedes Organ den, welchen er brauchen kann. Der Überschuß wird ausgeschieden. Bei meinem System wird aber dem Organismus die Arbeit des Ausscheidens, «des Zuviel» erspart, da die kleinen Gaben ganz aufgebraucht werden. Ein Zuviel soll und muß vermieden werden. Und weiter kann man gegen den obigen Einwand anführen: «Nimmt der Organismus nicht aus der Vielheit der ihm einverleibten Nahrungsmittel das, was er für seine Unterhaltung der Lebenskraft braucht? Warum soll er es bei einem spezifischen Complexmittel anders machen?»"

Interessant ist sicherlich, daß Pastor Felke später die Einzelmittelhomöopathie aufgab und ebenfalls Komplexmittel zusammenstellte, die ein Apotheker für ihn fertigte. Das begründete die Firma Mauch.

Heute sind Felke und Hense wieder vereint. Die Firmen Mauch und Truw gehören demselben Besitzer.

Da die Iris das Rezept diktiert, ist es Zeit, sich wieder den Forderungen des *Heilsystem Truw* zuzuwenden. *Heilsystem Truw* fordert:

1. Erkennung der Konstitution des Patienten, um das für diese geschaffene Konstitutions-Komplexmittel *Truw* einsetzen zu können.
2. Erfassen der Disposition des Kranken, d. h. Berücksichtigung der durch Vorerkrankungen gesetzten Loci minoris resistentiae, um diese mit den entsprechenden *Truw* Komplexmitteln angehen zu können.
3. Eingehen auf die Symptome der klinisch fixierten Erkrankung und damit Verordnung der aus dieser Sicht für notwendig erachteten *Truw* Komplexmittel und *Truw* Spezialitäten.
4. Einleitung einer physikalisch-diätetischen Behandlung mit dem Zwekke, mittels Ableitung – vornehmlich über Niere, Haut, Darm und At-

mungsorgane – ein biologisches Gleichgewicht, auch durch des Patienten Mitarbeit wieder herzustellen.

Die Konstitution des Patienten zu erkennen, ist die wichtigste Forderung. Damit haben wir uns bereits ausführlich beschäftigt (siehe Kapitel 12, „Die Konstitution", ab Seite 63).

Die Erkennung der Konstitution ist das allergrößte Plus der Irisdiagnostik. Mit keiner anderen Methode können wir durch einen einfachen Blick soviel über den Patienten erfahren. Ein Konstitutionsmittel zu verordnen ist also erfolgreiche Pflicht.

Die Konstitutionsmittel haben wir kennengelernt. Sie sind recht einfach zu überschauen. Schauen wir uns an, was Hense sonst noch zu bieten hat, und wie die Mittel verordnet werden:

Die *Truw* Composita gliedern sich in:

- Organ- und Funktionsmittel mit den Nummern 1-74$^1/_2$
- Konstitutionsmittel mit den Nummern 75-80
- Spezial- und Nervenmittel mit den Nummern 80$^1/_2$-119

Alle Composita haben eine Nummer und einen Namen. Die Nummern erweisen sich im täglichen Gebrauch als sehr praktisch. So trägt man in die Karteikarte statt des Namens nur die Nummer ein. Ebenso kann man es machen, wenn der Patient sein Rezept keiner Krankenkasse vorlegen muß. Für den Apotheker sind die Nummern eindeutig, wenn Sie das Rezept mit O. P. *Truw* einleiten. Auch im Gespräch mit Kollegen wird man in der Regel die Nummern benützen.

Die Mittel mit den „$^1/_2$"-Nummern sind von Hense nachträglich in das Komplexmittelsystem eingefügt worden. Es gibt auch ein „$^1/_3$"- (94$^1/_3$ Polygonatum) und ein „$^1/_4$"-Mittel (94$^1/_4$ Phaseolus).

Die Numerierung der Organmittel folgt der Körpereinteilung von oben nach unten. Die Mittel 1-7 beziehen sich deshalb auf den Kopf. Danach folgen Mittel für den Hals usw.

Die Composita sind nach dem hauptsächlichen, in ihnen enthaltenen Homöopathikum benannt. Es wird ergänzt durch weitere homöopathische Mittel, die es von verschiedenen Angriffspunkten aus ergänzen. So erzielen die *Truw* Composita eine komplexe Wirkung.

Alle Composita sind aus dem riesigen Erfahrungsschatz von Heinrich Hense zusammengesetzt und seit über achzig Jahren millionenfach in der Praxis erprobt.

Fast alle Composita sind Tablettenpräparate. Nur wenige Mittel sind flüssig: $29^1/_2$, $46^1/_2$, $94^1/_3$, $94^1/_4$ 105, 106.

In der Regel verordnet man nur eine Gabe à 1 Tablette oder 5 Tropfen eines Compositums pro Tag. Dafür verordnet man aber meist mehrere Composita, die im Wechsel einzunehmen sind, z. B. morgens, vormittags, mittags, nachmittags und abends. Ein Beispielrezept, das die Verordnung der Composita Truw zeigt, finden Sie nachfolgend (siehe Abbildung 162 auf Seite 202).

Die Tabletten sollen die Patienten langsam im Mund zergehen lassen (am besten unter die Zunge legen und „vergessen"). Die Tropfen sollen ebenfalls möglichst lange im Mund belassen werden. So werden die Wirkstoffe über die Mund- und Zungenschleimhäute schnellstens in den Organismus aufgenommen unter Umgehung der Leberpassage.

Bei akuten Erkrankungen wird man die Mittel häufiger nehmen lassen, z. B. im stündlichen Wechsel.

Die rund 130 Composita sind für den Anfang nur schwer zu überblicken. Deshalb ist es sinnvoll, sich zunächst mit den wichtigsten zu beschäftigen und nach und nach neue Mittel hinzuzunehmen.

Neben den

- 7 Konstitutions-Composita bilden die
- 3 Nieren-Composita und
- 3 Leber-Composita zusammen mit den
- 8 Hals-Nasen-Ohren-Composita

den Grundstock für eine erfolgreiche Konstitutions- und Dispositionsbehandlung. Zusätzlich würde ich die 57 (Ceanothus), das Mittel für die Milz, hinzunehmen. Diese 22 Mittel sind für den Anfang gerade noch zu überschauen und bilden die Grundlage für eine erfolgreiche Behandlung.

Neben einem Komplexmittelsystem wird man sich noch eine Anzahl „Spezialitäten" aus dem Programm einer oder verschiedener Firmen heraussuchen. Mit der Zeit findet man die „Rosinen", die Präparate, mit denen man besonders gute Erfolge erzielt, heraus und kann seinen Mittelgrundstock vergrößern.

Es gibt eine ganze Reihe guter Komplexmittelsysteme. Man muß also nicht unbedingt Composita Truw verordnen. Man hat dabei aber die Gewähr, daß es sich um millionenfach bewährte Arzneimittel handelt, die ausschließlich auf der Erfahrung von Heinrich Hense basieren.

Tabelle 18: Grundstock an Composita Truw

Nr.	Name	Indikation
Konstitutions-Composita		
75	Psorinum	psorische Konstitution; vererbte Intoxikationen, Dyskrasie, Haut; Pigmentflecke
76	Medorrhinum	sykotische Konstitution; Haut- und Schleimhaut, Gelenke; Iris schmutzig, weiß bis grau-grün
77	Badiaga	lymphatische Konstitution; exsudative Diathese des lymphatischen Systems, Infektionen; intensiv blaue Iris mit Radialen
78	Ammonium carbonicum	skrofulöse Konstitution; hydrogenoide Konstitution, Lymphsystem, Drüsen, Schleimhäute, Gelenke, Muskeln; blaue Iris mit Wattebäuschchen (Tophi)
$78^{1}/_{2}$	Thuja	dyskratische Konstitution; Lymphsystem, Blut, Stoffwechsel; blau-braun gefärbte Mischiris
79	Juglans	hämatogene Konstitution; Blut und blutbildende Organe, Leber, Pankreas, Milz, Dyskrasie, Knochen; mittel- bis tiefbraune Iris
80	Guajacum	

Tabelle 18: Grundstock an Composita Truw

Nr.	Name	Indikation
Nieren-Composita		
36	Terebinthina	Nierenkatarrh akut
37	Lithium	Nierengrieß und Nierensteine
$37^1/_2$	Solidago	Chronische Nierenleiden
Leber-Composita		
55	Lycopodium	Leberstauung
56	Chelidonium	Galle-Sekretionshemmung
$56^1/_2$	Natrium silic.	Krebsprophylaxe, spez. bei Leberkrebs
Hals-Nasen-Ohren-Composita		
8	Arum triphyllum	Pharyngitis, Laryngitis
9	Barium	Gaumen- und Rachenmandeln
10	Cepa	Nase und Nebenhöhlen
11	Teucrium	Nasenpolypen, Nebenhöhlen
12	Petroleum	Chronische Ohrenerkrankungen
13	Capsicum	Mittelohrentzündung
17	Staphisagria	Kranke Zähne und von diesen ausgelöste Allgemeinerkrankungen
18	Asa foetida	Neigung zu Zahnfistelbildung und wie bei Staphisagria (17)
Milz-Compositum		
57	Ceanothus	Behandlung der und über die Milz

Heilpraktiker
Ort
Für Patient Datum

Rp.

O. P. *Truw*

Badiaga	77
Lycopodium	55
Barium	9
Terebinthina	36
Colocynth.	49
Chloraethyl.	$83^1/_2$
Uro*Truw*	50,0

Unterschrift

Abbildung 162: Beispiel eines Rezeptes mit Composita Truw

Nehmen Sie bitte:

morgens	77
vormittags	55
mittags	9
nachmittags	36
abends	49
vor dem Schlafengeh.	$83^1/_2$

je 1 Tablette im Munde zergehen lassen, möglichst vor dem Essen.

Uro*Truw*: 3x15 Tropfen nach dem Essen.

Rückseite des Rezeptes mit Einnahme-Anweisung

Die vierte Säule des Heilsystem Truw ist die Einleitung einer physikalisch-diätetischen Therapie.

Der physikalische Teil besteht aus einer Ausleitungsbehandlung zur Unterstützung der Ausleitungsorgane Haut, Nieren, Leber, Darm.

Zur Unterstützung der Ausleitungsfunktion der Haut bieten sich z. B. an:

- Baunscheidtieren mit dem Lebenswecker und Einölen der Haut mit Baunscheidtieröl. Da das „echte" Baunscheidtieröl wegen des Gehaltes an Krotonöl verschreibungspflichtig ist, finden Sie hier ein gutes Rezept auf Senfölbasis, das sich ebenso bewährt hat wie das Originalöl:

Rp	
Spiritus Sinapis	
Ol. Arachidis	
	aa 40,00
Glycerinum	20,00
Ol. Sinapis	1,00

- Schröpfen oder Schröpfkopfmassage
- Anwendung des Kantharidenpflasters
- Blutegelbehandlung

Da die Haut eine sehr enge Beziehung zum vegetativen Nervensystem hat, kann man über die Behandlung der Haut auch sehr gut auf das seelische Befinden einwirken. Hierzu bieten sich Massagen an, insbesondere Streichelmassagen.

Zur Unterstützung der Ausleitungsfunktion der Nieren muß zunächst die Trinkmenge untersucht werden. Viele Patienten trinken zu wenig, sie trocknen geradezu aus. Dadurch wird der Harn stark konzentriert und belastet Nieren und ableitende Harnwege unnötig stark. Durch die mangelnde Flüssigkeit kommt es zu verminderter Leistungsfähigkeit. Schwitzen ist nicht mehr möglich. Der Kot wird stark eingedickt. Es besteht die Gefahr der Obstipation mit nachfolgendem Mißbrauch von Abführmitteln. Das Blut wird dickflüssiger, die Viskosität nimmt zu. Dadurch verschlechtert sich die Durchblutung.

Die Ausscheidungsfunktion der Leber wird unterstützt durch

- Auflage von heißen Heublumenkissen nach den Mahlzeiten auf den Leberbereich. Das soll die Leber in ihrer Tätigkeit unterstützen.
- Anwendung von Blutegeln unter dem rechten Rippenbogen, insbesondere bei Stauungserscheinungen.

Ansonsten wird die Leber eher diätetisch zur vermehrten Ausleitung angeregt durch die Gabe von Bitterstoffen, insbesondere als Kräutertee. Bitterstoffe tonisieren den gesamten Organismus. In der Leber führen sie zu verstärkter Gallebildung und -ausscheidung. Da mit der Galle viele Schadstoffe ausgeschieden werden, ist das eine sehr effektive Form der Ausleitung.

Die Ausscheidungsfunktion des Darmes wird unterstützt durch

- Ausreichende Flüssigkeitszufuhr
- Einläufe
- Bitterstoffe
- ballaststoffreiche Ernährung

Bei Diagnostik und Therapie sollte man nicht vergessen, daß der Darm die größte Oberfläche zur Außenwelt hat: rund 200 m^2!

Besonders das immer häufigere Auftreten von Allergien wird mehr und mehr dem Darm angelastet. Wenn die Darmflora nicht stimmt, spricht man von Dysbiose – Fehlbesiedelung des Darmes mit krankmachenden Keimen. Verantwortlich gemacht werden in der Hauptsache (Hefe-) Pilze, die sich besonders nach Antibiotika-Anwendung im Darm ausbreiten können.

Besonders bei Frauen kann es leicht zum Befall auch der Geschlechts- und Harnorgane kommen, weil die Wege vom After zu den Öffnungen des Scheidengewölbes und der Harnröhre so kurz sind. Hier müssen die Patientinnen besonders auf richtige Analhygiene achten (Abwischen des Afters von vorn nach hinten, nie umgekehrt!).

Hense empfiehlt für die physikalische Therapie ursprünglichere Reize als ich es oben tat. Ich meine, auch wir sollten diese ursprünglichen Reize wieder mehr in unseren Behandlungsplan integrieren, auch wenn es manchen Patienten seltsam anmuten mag. Diese Reize sind wegen ihrer Ursprünglichkeit sehr wirkungsvoll – wirkungsvoller als viele andere, die wir setzen können und konkurrenzlos preiswert.

In erster Linie machte Hense sich die Heilwirkung von Licht, Luft, Wasser und Erde zu Nutze.

Grundlegende Maßnahme ist das **Lichtluftbad**. Eine wichtige Aufgabe ist ihm dabei die Bekämpfung der Prüderie, denn das Lichtluftbad muß nackt angewendet werden, damit es seine Wirkung entfalten kann. Wer keinen Garten hat, kann das Luftbad auch im Zimmer bei weit geöffneten Fenstern nehmen. Es fördert die Hautausscheidung und schützt vor Erkältungen.

Beim Luftbad sind gymnastische Übungen zu machen, um die Hautausscheidung über die Schweißfunktion weiter anzuregen.

Eine Steigerung des Lichtluftbades ist das **Sonnenbad**. Beide zusammen wirken auch vorzüglich gegen Neurasthenie.

Immer kombiniert werden soll das Lichtluftbad mit dem **Sitzbad**, wie es auch schon Felke angewandt hat. Hier gibt Hense viele Ratschläge zur Hygiene. In eine Wanne wird eine Handbreit kaltes Wasser gefüllt. Man setzt sich mit angewinkelten Beinen hinein, so daß die Füße und das Gesäß mit den Geschlechtsorganen vom Wasser bedeckt sind.

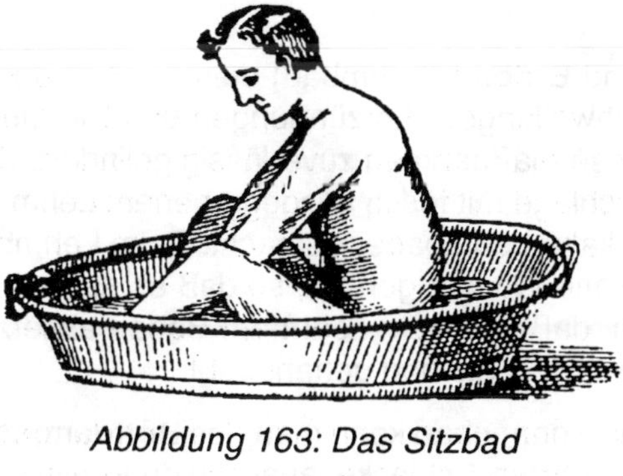

Abbildung 163: Das Sitzbad

Nun spreizt man die Beine und schöpft zwischen ihnen mit der hohlen Hand Wasser bis auf Nabelhöhe, um es am Körper hinabfließen zu lassen.

Durch die ungewohnte Kälte lernt man gleichzeitig auch wieder tiefer zu atmen! Das ist eine wichtige Eigenschaft des kalten Sitzbades, denn viele Menschen atmen verkehrt.

Das Sitzbad soll je nach Krankheits- oder Fieberzustand zwischen einer und drei Minuten dauern.

Die Wirkung besteht in der tiefgreifenden Entstauung. Danach kommt es zur reaktiven Erwärmung und damit zu einer erhöhten Ausscheidung über Lungen, Haut und Nieren.

Fettleibigen und bei Entzündungskrankheiten hat Hense das **Reibebad** verordnet, das auch günstig auf Unterleibsblutungen bei Frauen und auf Darmträgheit wirken soll.

Die Durchführung des Reibebades ist einfach. In die Badewanne werden zwei Fußbänke gestellt. Auf eine setzt man sich, auf der anderen ruhen die Füße. Dann läßt man kaltes Wasser in die Badewanne ein.

Die Beine werden gespreizt und ein grobes Handtuch in das kalte Wasser getaucht. Es wird bis in Höhe der Brustwarzen geführt und dann kräftig reibend am Leib nach unten geführt. Die Dauer des Reibebades beträgt 15-20 Minuten.

Erdaufschlag und **Erdbad** (Lehmbad) dienten Hense zur Entgiftung bei Geschwüren, Schwellungen, Entzündungen und Eiterungen. Schmerzen werden durch diese Maßnahmen zuverlässig gelindert. Dazu werden entweder Lehmumschläge mit frisch ausgegrabenem Lehm (oder einem Fertigprodukt) oder kalte Lehmbäder gemacht. Beim Lehmbad wird getrockneter Lehm ins kalte Wasser gerührt, so daß es gelblich wird. Die Dosierung soll so sein, daß sich kein Lehm am Boden absetzt. Das Lehmbad wird ansonsten wie das Sitzbad gehandhabt.

Als Ersatz für das Sonnenbad kann man das **Bettdampfbad** bei Erkältungen und zur vermehrten Schlackenausscheidung einsetzen. Der Patient wird nackt in ein mit lauem Essigwasser (1 Teil Essig auf 9 Teile Wasser) getauchtes, ausgewrungenes Tuch gehüllt, um das eine Wolldecke gewikkelt wird.

Das geht am einfachsten, wenn man im Bett erst eine Wolldecke ausbreitet, auf die dann das feuchte Tuch gelegt wird. Nun kann sich der Patient hinauflegen und wird eingewickelt.

An Füße, Hüften und Achseln wird beidseitig je eine Wärmflasche gelegt und dann alles mit der Bettdecke gut zugedeckt. Dazu trinkt der Patient heiße Milch mit 10-15 Tropfen (Erwachsene) oder 3-6 Tropfen (Kinder) Original-Tinktur Truw.

Bald kommt es zu starker Schweißbildung. Nach 1-3 Stunden wird der Patient ausgewickelt und lau abgewaschen. Er soll sich nun bewegen oder im Bett nachschwitzen.

Den **Dampfstrahl** eines Wasserkessels benutzte Hense vorsichtig zur Andampfung von Geschwüren (Achtung, Verbrennungsgefahr!) und sah darin eine gute Möglichkeit zur Erweichung und Schmerzlinderung.

Dampf setzte Hense auch als **Dampfbad** ein. Es wird ähnlich verabreicht, wie der heute noch übliche Kopfdampf, für den kochendes Wasser in eine Schüssel gefüllt wird und der Patient sich über die Schüssel beugt, um den Dampf einzuatmen. Um den Dampf zu halten, werden Schüssel und Kopf in ein Tuch eingehüllt.

Ähnlich kann man auch andere Körperstellen andampfen. In das Wasser gibt man ätherische Öle je nach Indikation oder gießt mit dem Wasser Kräuter auf.

Als letzte physikalische Maßnahme seien **Packungen** oder Wickel genannt, die ja auch heute noch teilweise als Hausmittel üblich sind. Sie haben nichts von ihrer Aktualität eingebüßt. Ganz im Gegenteil – oft könnten unsinnig verordnete Antibiotika vorteilhaft durch Wickel ersetzt werden.

Ergänzt werden all diese Maßnahmen durch kurzes morgendliches und abendliches barfuß Gehen, auch in Nässe oder Schnee. Nachts soll man grundsätzlich bei offenem Fenster schlafen.[8]

8. Schlechte Luft im Schlafraum ist eine viel zu wenig beachtete Ursache für Schlafstörungen, Abgeschlagenheit und Kopfschmerzen „danach". In einem normalgroßen Schlafzimmer von 14 m^2 ist der hygienische Grenzwert für den Co_2-Gehalt der Atemluft bereits nach nur zwei Stunden überschritten, wenn kein Fenster offen, die Tür geschlossen ist und zwei Personen darin schlafen.

Für die **Ernährung** gab Hense folgende Ratschläge:

Morgens Getreidesuppen mit oder ohne Milch und Brot, Käse, Obst.

Mittags zunächst Vollkornbrot mit frischem Obst, Südfrüchten, ungekochter Milch. Dann Gemüse und Getreidesuppen, in denen Obst gekocht werden sollte. Selten Suppen von Hülsenfrüchten, aber ohne Fleisch.

Abends Kartoffelgerichte mit Salat, Butterbrot mit Nüssen oder Obst, gelegentlich Hering, Möhren, Sellerie und Tomaten.

Ab und an erlaubte er etwas Fleisch von *jungen* Tieren, Eier waren verboten in jeder Form. Salate durften nie mit Essig angemacht werden. Quark und Käse waren in jeder Form erlaubt, Fleischbrühe verboten, ebenso wie Weißbrot und Gewürze.

Bohnenkaffee sollte bei Rückenschmerzen gemieden, schwarzer Tee selten getrunken werden. Eine Zwischenmahlzeit mit Butterbrot und Obst war erlaubt.

Bei Stoffwechselerkrankungen verordnete Hense auch Rohkost.

Das Essen sollte stets mäßig, nicht zu heiß, nicht zu kalt, langsam und gut eingespeichelt eingenommen werden. Monatlich war ein ganzer, wöchentlich ein halber Fastentag einzulegen.

23. Geräte für die Augendiagnostik

Ganz ohne Geräte kommt man in der Augendiagnose leider nicht aus. Die Strukturen in der Iris sind so klein, daß man schon eine Lupe benötigt, um diese Strukturen zu betrachten. Ebenso wichtig wie die Vergrößerung ist eine Beleuchtung. Erst durch ausreichendes Licht erkennt man die Schichtung in der Iris, weil sich dann Konturen abzeichnen.

23.1 Lupe und Taschenlampe

Viele Irisdiagnostiker benutzen nur Lupe und Taschenlampe. Besonders die wichtige Erkennung der Konstitution ist mit der Lupe ohne weiteres möglich. Für Hausbesuche sind Lupe und Taschenlampe ein unersetzliches Werkzeug.

Auch wer sich noch nicht endgültig entschieden hat, sich der Irisdiagnose zuzuwenden, kann dieses Werkzeug zum Ausprobieren benutzen. Lupe und Taschenlampe hat man meist sowieso im Haus, so daß keine Kosten entstehen.

Briefmarken- und spezielle Irislupen haben meist eine Beleuchtung eingebaut. Leider muß man oft gerade mit den (teuren) Irislupen so dicht ans Auge heranrücken, daß man leicht in Konflikte kommt, wenn der Patient lange Wimpern hat.

Wichtig ist, daß die Beleuchtung immer von der Seite kommt. So wird der Patient nicht geblendet und die Strukturen werden besonders gut sichtbar.

Wenn Sie Lupe und Taschenlampe als getrennte Geräte benutzen, nehmen Sie zur Untersuchung der linken Iris die Lupe in die linke Hand, die Taschenlampe in die rechte. Der Patient soll in Richtung Ihres linken Ohres blicken. Zur Betrachtung der rechten Iris wechseln Sie entsprechend.

Im Übungsmaterial, das Sie zu diesem Buch erwerben können, befindet sich eine Lupe mit Taschenlampe (siehe Seite 234).

23.2 Das Irismikroskop

Wenn Sie sich zur Anschaffung eines Irismikroskops entschließen, sollten Sie dabei nicht sparen. Der Ärger, daß die Optik nichts taugt oder die Mechanik wackelt, wird sonst leicht zu groß. Eine gute Idee wäre es sicherlich, ein gutes Gebrauchtgerät zu kaufen. Hier können Sie am Geld sparen, ohne in Bezug auf die Qualität einen faulen Kompromiß eingehen zu müssen.

Für ein gutes Gebrauchtgerät sollten Sie ab DM 2.000 rechnen. Für ein Neugerät in guter Qualität sind sicherlich DM 5.000 anzulegen. Für die Auswahl gelten die gleichen Kriterien. Beim Gebrauchtgerät sollten Sie besonders auf die Mechanik achten, die sich leicht abnützen kann.

Kaufen Sie grundsätzlich kein Irismikroskop, ohne es vorher ausprobiert zu haben. Nicht mit allen kommt man gleich gut zurecht.

23.2.1 Optik

Die Optik ist der wichtigste Bestandteil des Irismikroskops. Hier dürfen Sie keine Kompromisse eingehen!

Achten Sie besonders auf:

- großes Gesichtsfeld
- farbraumfreie Abbildung (halten Sie ein weißes Blatt Papier vor das Objektiv und schauen Sie durch die Optik. Das Papier darf keine Farbränder aufweisen!)
- gute Tiefenschärfe ist bei starken Vergrößerungen unbedingt erforderlich. Schauen Sie sich ein Auge bei stärkster Vergrößerung an. Wie groß ist der scharfe Bereich? Jedes Zittern des Auges führt sonst zu Unschärfen.
- die Kontraste müssen gut sichtbar werden
- eine variable Vergrößerung (Zoom) ist in der Handhabung wesentlich besser als das umständliche Auswechseln der Okulare.
- die Beobachtung sollte binokulär (mit beiden Augen) erfolgen, weil sich sonst die Effekte in der Iris nicht voll erfassen lassen.

- ein Trinokular erlaubt den Direktanschluß einer Spiegelreflex-, Polaroid- oder Videokamera für die Dokumentation.
- Dioptrieneinstellring für Brillenträger.
- mindestens zwei Vergrößerungsstufen (wenn Sie wegen der Kosten auf eine Zoom-Optik verzichten wollen): ca. 10x und 20 x.

23.2.2 Mechanik

Die beste Optik nützt nichts, wenn die Mechanik des Mikroskops wackelig ist. Ein gutes Mikroskop ist deshalb relativ schwer.

Achten Sie besonders auf:

- leichte und schnelle Verstellbarkeit
- Stabilität
- die Verbindungsstellen der einzelnen Teile des Irismikroskops. Bei einigen Geräten lösen sich die Einzelteile leicht. Zapfen sollten deshalb besser eckig als rund sein.
- wirksame und leichte Arretierbarkeit der Mikroskopbasis.
- leichte Umbaumöglichkeit, wenn Sie auch fotografieren oder videografieren wollen

23.2.3 Zubehör

Für die Dokumentation, aber auch für Lehrzwecke, ist eine Fotoeinrichtung notwendig (siehe Kapitel 25, „Dokumentation der Befunde", ab Seite 219).

Achten Sie darauf, daß Sie entsprechende Geräte anschließen können, auch wenn Sie zur Zeit nicht daran denken, Fotos zu machen. Das kann sich leicht ändern, wenn Sie auf den Geschmack kommen!

An sogenannte Spaltlampen, daß sind Augenbetrachtungsgeräte für Augenärzte, kann man eine ganze Reihe von ophthalmologischem Zubehör anschließen für die

- Betrachtung des Augenhintergrundes

- Augendruckmessung
- Vermessung von Hornhaut und vorderer Augenkammer
- Betrachtung der Linse.

Für Heilpraktiker dürfte sich solches Zubehör nicht lohnen, zumal Spaltlampen deutlich (!) teurer sind als Irismikroskope. Schicken Sie Ihre Patienten bei Bedarf lieber zum Augenarzt.

24. Augendiagnostik am Patienten

Zum Üben der Augendiagnose kann man sich mit gutem Erfolg Dias oder Farbbilder bedienen. In aller Ruhe kann man sie betrachten. Sie verlieren nicht die Geduld und werden nicht durch die Beleuchtung geblendet. Man

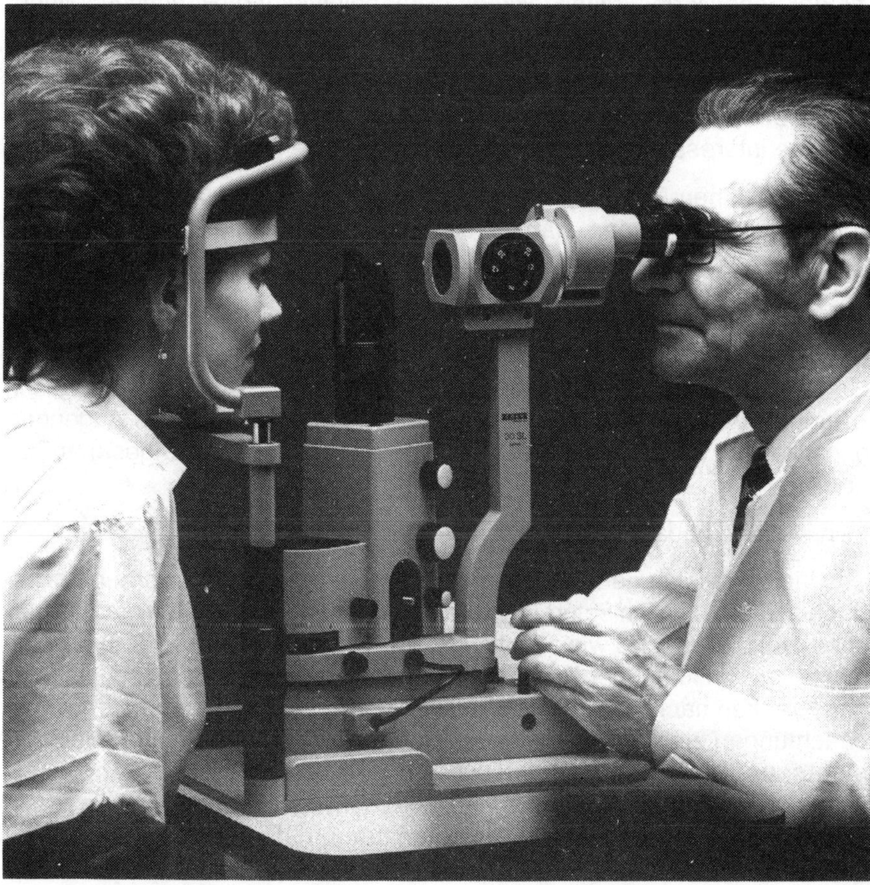

Abbildung 164: Augendiagnose an der ZEISS-Spaltlampe 30 SL

kann alle Zeichen auswerten, die man findet und sich eine Diagnose zurechtlegen. Man kann die Bilder fast nach Belieben interpretieren. Es fehlt ja das Korrektiv, der Patient mit seinen tatsächlich vorhandenen Beschwerden. Außerdem hat man die Hände frei und kann sich so alles notieren, was man für wichtig hält.

Augendiagnostik findet aber am Patienten statt. Da ist alles ein bißchen schwieriger. Sie können sich nicht beliebig viel Zeit lassen, Sie „kämpfen" mit der Technik des Irismikroskops (Scharfeinstellung, Höhenverstellung, Vergrößerung, Verkleinerung, linkes Auge, rechtes Auge etc.).

Der Patient hält auch nicht so schön still, wie die Irisfotos. Er blinzelt, die Augäpfel wandern womöglich mal nach links, mal nach rechts, gerade als Sie eine interessante Stelle entdeckt haben.

Wenn Sie einen Befund notieren wollen, müssen Sie Hände und Augen vom Mikroskop nehmen. Danach suchen Sie wieder die Stelle, an der Sie die Betrachtung unterbrochen hatten.

Kurz: Augendiagnostik am Patienten ist viel schwieriger als das Üben mit Fotos.

Gerade am Anfang ist es deshalb unerläßlich, daß Sie sehr systematisch vorgehen. Auch sollte man nie vergessen, daß die berühmten Augendiagnostiker die Irisdiagnose nie als alleinige Diagnoseform angesehen haben.

Hense schreibt dazu (Seite 105, „Heilsystem Truw"):

„Für viele Praktiker genügt aber sehr oft der in der Praxis erworbene **praktische Blick**, um sich sofort über die Konstitution des Kranken ein Bild machen zu können, und wie wichtig das ist, wurde ja schon a. a. O. ausgeführt. Sehr oft findet der Praktiker leichter die Krankheitsursache, wenn er den Kranken nach der **Zonenlehre der Schmerzen** (s. «ergänzende Beobachtungen zur Augendiagnose»), und auch nach der sogenannten **Gesichtsausdruckskunde** untersucht und die **Augendiagnose** noch als vergleichende dritte Art hinzuzieht. Stimmen die Befunde überein, dann kann er ruhig sagen, daß er alles getan hat, um die richtige Diagnose zu stellen."

Hense führt hier die Augendiagnose als dritte Methode an. Bevor er also augendiagnostisch untersucht, hat er bereits Erkenntnisse gesammelt aus:

- Klinische Untersuchungsmethoden, die Hense folgendermaßen durchgeführt hat (Seite 105):
  - „Die Inspektion, erweitert durch die Spiegeluntersuchung, Temperaturmessung, Palpation, Succussion (Succussio Hippokrates: Schütteln des Kranken, wobei bei Sero- und Pyopneumothorax ein plätscherndes Geräusch entsteht), Perkussion, Auskultation und eine Reihe sonstiger spezieller Untersuchungen wird in den meisten Fällen einen Anhalt über den Zustand der wichtigsten Körperorgane geben können."
- Zonenlehre der Schmerzen, eine Art Reflexzonendiagnose auf der Körperdecke
- Gesichtsausdruckskunde; hierbei betrachtete Hense den Hals und Nacken, das Gesicht und die Zunge
- Zusammenfassend nannte Hense alle Erkenntnisse, die er ohne Hilfsmittel über den Kranken erzielte, den „praktischen Blick".

Wir sollten uns ein Beispiel an diesem Vorgehen nehmen und nicht meinen, alles allein aus dem Auge feststellen zu müssen.

Auch wir können den „praktischen Blick" erwerben. Holen Sie Ihren Patienten selbst aus dem Wartezimmer ab, schauen Sie, wie er sich gegenüber den anderen Patienten verhält. Was hat er dabei (Regenschirm, Taschen etc.).

Wie steht er auf? Kann er Ihnen in die Augen sehen? Wie ist sein Händedruck, sein Gang?

Lassen Sie ihn an sich vorübergehen, so können Sie den Gang noch einmal von hinten beobachten bis Sie sehen, wie er sich setzt.

Schon allein dadurch haben Sie eine ganze Menge Informationen gewonnen, noch bevor die eigentliche Untersuchung begonnen hat!

Zunächst einmal müssen die räumlichen Voraussetzungen geschaffen werden. Bei der Irisuntersuchung stört insbesondere das Fremdlicht. Gerade wenn Sie ein Irismikroskop benutzen, müssen Sie den Standort sehr gut planen. Auf der Iris spiegelt sich alles Helle wunderbar.

Wenn Sie Ihre Praxis neu einrichten, sollten Sie die Möglichkeit einer automatischen Abdunkelung des Untersuchungsraumes in Erwägung ziehen. Ich habe mir elektrische Rolläden installieren lassen.

Am besten machen Sie zunächst die Lampe des Irismikroskops an, dann verdunkeln Sie (informieren Sie vorsichtshalber Ihren Patienten, damit der keinen Schreck bekommt!).

Die einzige – und unvermeidliche – Reflexion kommt jetzt von der Irislampe. Doch damit kann und muß man leben.

Die Pupillen Ihres Patienten sind normal jetzt weitgestellt, weil es ja dunkel ist. Leuchten Sie zunächst kurz beide Augen an und beobachten Sie, ob der Pupillenreflex erfolgt.

Bei diesem kurzen Blick können Sie bereits feststellen, welche Konstitution Ihr Patient hat. Die Konstitution wird sofort notiert. Sie ist die Basis für die weitere Untersuchung und für die Behandlung. Sollten Sie Unregelmäßigkeiten bei der Pupillenreaktion (siehe Kapitel 16, „Pupillenzeichen", ab Seite 163) feststellen, so notieren Sie auch das.

Nun sollten Sie sich eine bestimmte Reihenfolge der Irisbetrachtung angewöhnen. Ob Sie mit der rechten oder linken Iris beginnen, ist egal. Das wird hauptsächlich davon abhängen, welche Gewichtung Sie den einzelnen Organzonen zumessen.

Ich beginne immer mit der linken Iris, weil ich der Milz so große Bedeutung beimesse. Der Blick auf die Strukturzeichen (siehe Kapitel 15.2, „Strukturzeichen", ab Seite 142) zeigt die Krankheitsneigungen, die Pigmente (siehe Kapitel 15.4, „Pigmente – Farbauflagerungen", ab Seite 156) die Giftstofflage, Reflexzeichen (siehe Kapitel 15.3, „Reflektorische Zeichen", ab Seite 151) aktuellere Reizungen.

Beim Blick in die Iris sollte man auch immer wieder versuchen, zusätzliche Hinweise auf einen Befund zu erhalten. Ist z. B. die Milz gekennzeichnet, wird man also gezielt bei hormonellen Organen, den Organen der Abwehr und beim Herzen nachschauen, ob sich Hinweise ergeben, die einander verstärken.

Ist das Herz belastet, wird man nachschauen, ob sich Stauungserscheinungen in den übrigen Organen finden lassen, die das Herz über Gebühr beanspruchen.

Weil die meisten Patienten sehr hohen Respekt vor der Augendiagnose haben, ist es außerordentlich wichtig, zurückhaltend zu sein mit Bewertungen des Irisbefundes.

Ängstigen Sie niemals Ihre Patienten! Die Angst kann man kaum wieder beseitigen, weil immer ein Restzweifel bleibt.

Wann macht man die Augendiagnose? Mein Lehrer, der Kollege Theegarten, meinte, daß man den Patienten sofort an das Irismikroskop setzen sollte.

Das habe ich zu Anfang auch so gemacht. Trotzdem sind Zweifel angebracht, ob das so richtig ist. Gerade wenn man im Anfang der Irisdiagnose steht, fühlt man sich vielleicht überfordert, weil man meint, es komme jetzt darauf an, wirklich alles zu sehen.

Was man da zunächst als Krankheitsneigungen sieht, muß sich aktuell beim Patienten aber gar nicht auswirken. Die aktuellen Zeichen sind meist schwieriger zu entdecken.

Besser dürfte es im Anfang also sein, zunächst die übrigen Untersuchungen durchzuführen und danach im Lichte der erhobenen Befunde die Iris zu betrachten, um die Ursache für das Leiden des Patienten zu entdecken, so wie es Hense auch gemacht hat.

Gerade dann, wenn man seine (erste) Praxis eröffnet hat, ist Wachsamkeit anzuraten. Die ersten Patienten, die kommen, sind oft „professionelle", die sich einen Spaß daraus machen, den Behandler vorzuführen.

Ich erinnere mich gut an einen Patienten, der mir wegen zweier Dinge auffiel: er schielte irgendwie und lächelte wissend und hinterhältig.

Glücklicherweise merkte ich bei der Betrachtung der Iriden schnell, daß er ein Glasauge hatte. Es bewegte sich teilweise, aber nicht vollständig. Das ergab den Eindruck des Schielens.

Der Patient wollte mich wohl vorführen. Aber im Irismikroskop merkt man leicht, daß ein Glasauge kein Auge ist. Die Oberfläche eines Glasauges ist viel weniger glatt als ein richtiges Auge. Doch bei wie vielen Behandlern mag dieser Patient Erfolg gehabt haben?

Auch Kontaktlinsen können eine Unsicherheit hervorrufen. Sie werfen einen Schatten, den man z. B. als Hautring mißinterpretieren kann. Hinzu kommen die mannigfaltigen Risiken aus kosmetischen Kontaktlinsen, die eine Irisstruktur haben.

25. Dokumentation der Befunde

Die Dokumentation aller Befunde ist eine absolute Notwendigkeit. Nicht umsonst sagt man aber „ein Bild sagt mehr als tausend Worte". Die Dokumentation bildlicher Befunde ohne Bild ist sehr schwierig und kostet Zeit.

25.1 Aufschreiben

Aufschreiben ist zweifellos die preiswerteste Form der Dokumentation von Irisbefunden. Allerdings brauchen wir dafür Hilfsmittel.

Ein Hilfsmittel ist die Einteilung der Iris in Güteklassen.

25.1.1 Güteklassen der Iris

Um die Befunde leichter zu dokumentieren, hat man die Iris in sechs Güteklassen eingeteilt, entsprechend der bei uns üblichen Schulbenotung von eins bis sechs.

Wertung 1

Die Ideal-Iris sieht nach Farbe und Dichte der Stromafasern ganz gleichmäßig aus. Die Stromafasern haben keine Lücken oder Verdichtungen. Es gibt keine Pigmente.

Eine solche Iris ist selten und kann einen vor ein schwieriges Problem stellen. Diese Iris kann nur rein lymphatisch oder hämatogen sein. Spezielle Krankheitsneigungen sind nicht erkennbar. Kann ein solcher Mensch krank sein?

Die Antwort ist ganz einfach: Ja, er kann sogar todkrank sein!

Ist denn nun die Irisdiagnostik falsch, weil man das anscheinend nicht erkennen kann? Nein, es gibt einfach Dinge, die sich in der Iris nicht abbilden.

Auch ein Mensch mit der allerbesten Konstitution erkrankt, wenn die auf ihn treffenden Reize stärker sind als die Kompensationsmöglichkeiten. So-

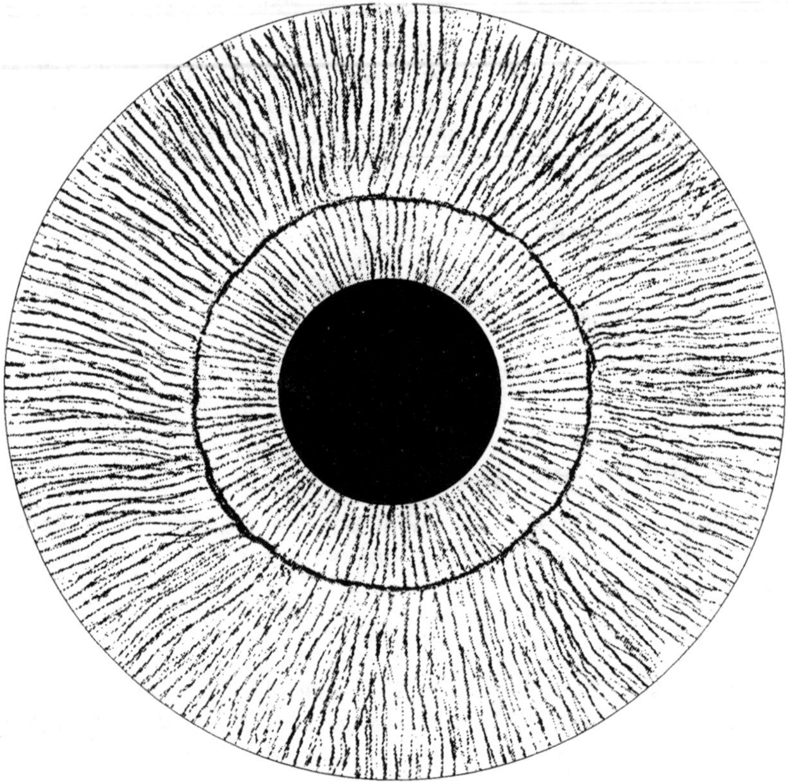

Abbildung 165: Wertung 1

Die Ideal-Iris sieht nach Farbe und Dichte der Stromafasern ganz gleichmäßig aus. Die Stromafasern haben keine Lücken oder Verdichtungen. Es gibt keine Pigmente.

bald Reize nicht mehr reizgerecht beantwortet werden können, beginnt die Krankheit.

Ein typisches Beispiel dafür ist eine akute Vergiftung. Iriszeichen können sich nicht abgezeichnet haben, dafür ist die Vergiftung zu frisch und Iriszeichen benötigen zu lange Zeit zur Ausprägung.

Wie mag sich Radioaktivität abbilden? Riesige Mengen Radioaktivität sind bei den Atombombenabwürfen auf Hiroshima und Nagasaki, bei den erst ober- dann unterirdischen Atombombentests freigesetzt worden, ebenso wie die „friedliche" Nutzung laufend Strahlung freisetzt.

Da wir kein Organ besitzen, daß radioaktive Strahlung erkennen kann, werden wir in der Iris wohl die Organe untersuchen müssen, die besonders viele Zellen bilden, also Knochenmark und männliche Keimdrüsen. Dabei werden aber nur reflektorische Zeichen gesetzt, wenn das Organ keine Krankheitsdisposition hatte. Solche Zeichen kann man zu Anfang leicht übersehen.

Außerdem werden in der Iris hauptsächlich körperliche Faktoren abgebildet. Hinweise für seelische Erkrankungen sind viel weniger zu finden. Deshalb ist es unabdingbar, den Patienten genau zu beobachten, was jeder gute Behandler ganz intuitiv ohnehin macht.

Eine schlechte seelische Konstitution kann die besten körperlichen Voraussetzungen übersteuern und zu schwersten Krankheiten führen, weil der Organismus nicht in der Lage ist, die schweren seelischen Reize zu kompensieren.

Wertung 2

Hier finden wir eine Iris mit unterschiedlicher Dichte des Stromas, aber mit reiner Farbe. Die Radialen sind leicht verformt. Es lassen sich Abdunklungen und Aufhellungen finden, aber keine Lakunen.

Auch diese Iris ist nicht häufig anzutreffen. Es gelten aber dieselben Anmerkungen wie bei der Wertung 1.

Wertung 3

Die Iris ist aufgelockert. Einzelne Lakunen oder Krypten sind ebenso vorhanden wie Pigmente.

Die körperliche Konstitution ist also schlechter, Krankheitsneigungen lassen sich finden.

Wertung 4

Das Irisbild ist verwischt. Neben den anderen Zeichen der Wertung 3 finden sich Transversalen sowie die Anzeichen der harnsauren Diathese.

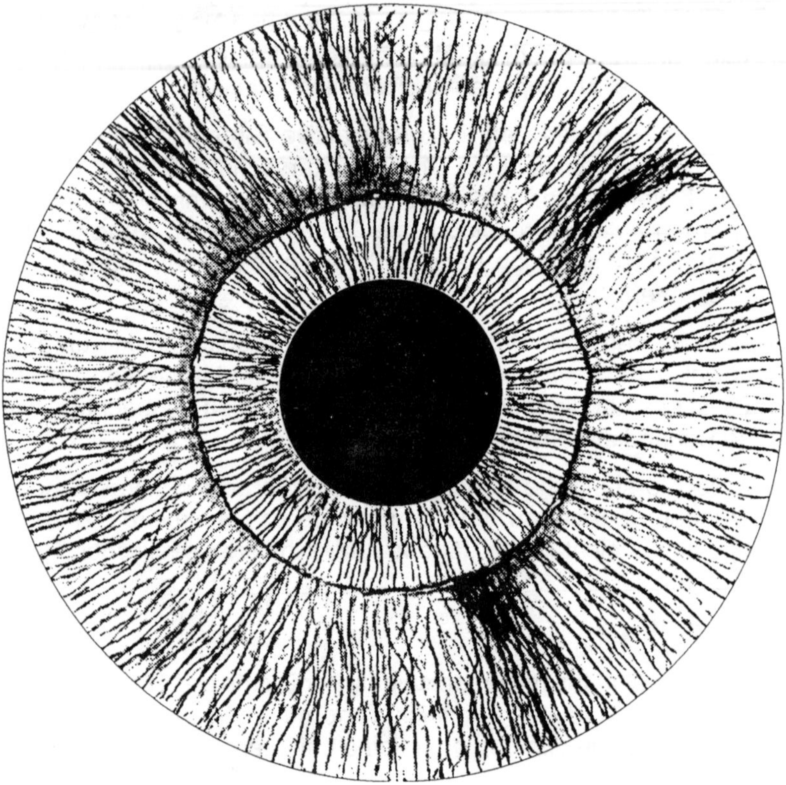

Abbildung 166: Wertung 2

Hier finden wir eine Iris mit unterschiedlicher Dichte des Stromas, aber mit reiner Farbe. Die Radialen sind leicht verformt. Es lassen sich Abdunklungen und Aufhellungen finden, aber keine Lakunen.

Wertung 5

Eine lockere Irisstruktur zeigt alle möglichen Formen von Lakunen, Krypten, Waben, Fremdfärbungen und Pigmente. Der Irisrand ist abgedunkelt (Hautring).

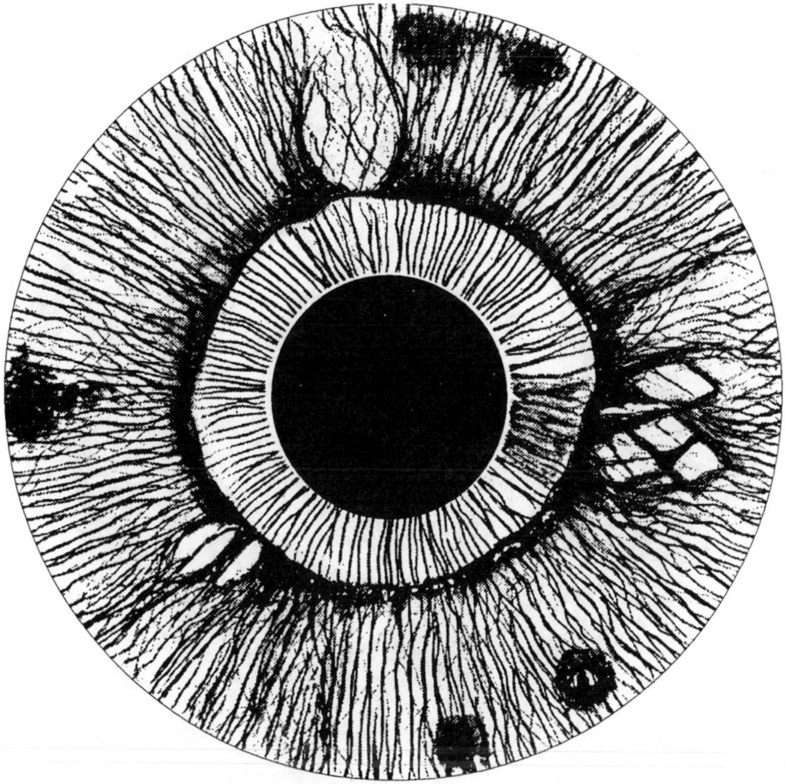

Abbildung 167: Wertung 3

Die Iris ist aufgelockert. Einzelne Lakunen oder Krypten sind ebenso vorhanden wie Pigmente.

Wertung 6

Hier haben wir das Vollbild einer Maßliebcheniris. Wir finden jede Menge Krankheitsdispositionen.

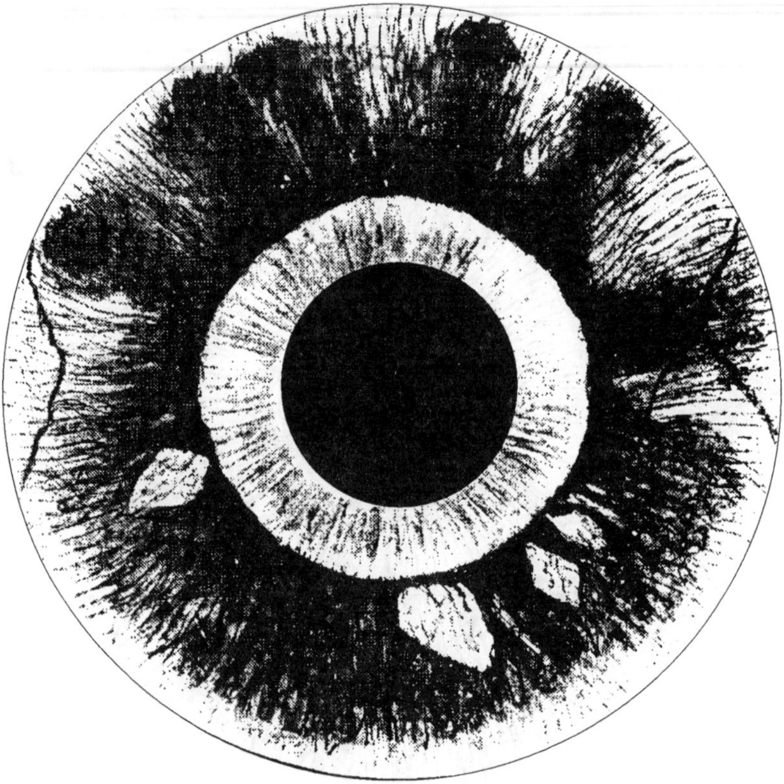

Abbildung 168: Wertung 4

Das Irisbild ist verwischt. Neben den anderen Zeichen der Wertung 3 finden sich Transversalen sowie die Anzeichen der harnsauren Diathese.

Doch lassen Sie sich nicht täuschen! Die angelegten Organschwächen müssen ja noch nicht eingetreten sein. Hier kommt es einmal auf die Lebensweise an, zum anderen auf die seelische Konstitution.

Ich erinnere mich noch gut an einen Patienten im Alter von mehr als achtzig Jahren, der relativ zu Anfang meiner Praxistätigkeit zu mir kam. Als ich in seine Iris schaute, bekam ich einen großen Schreck (den man sich na-

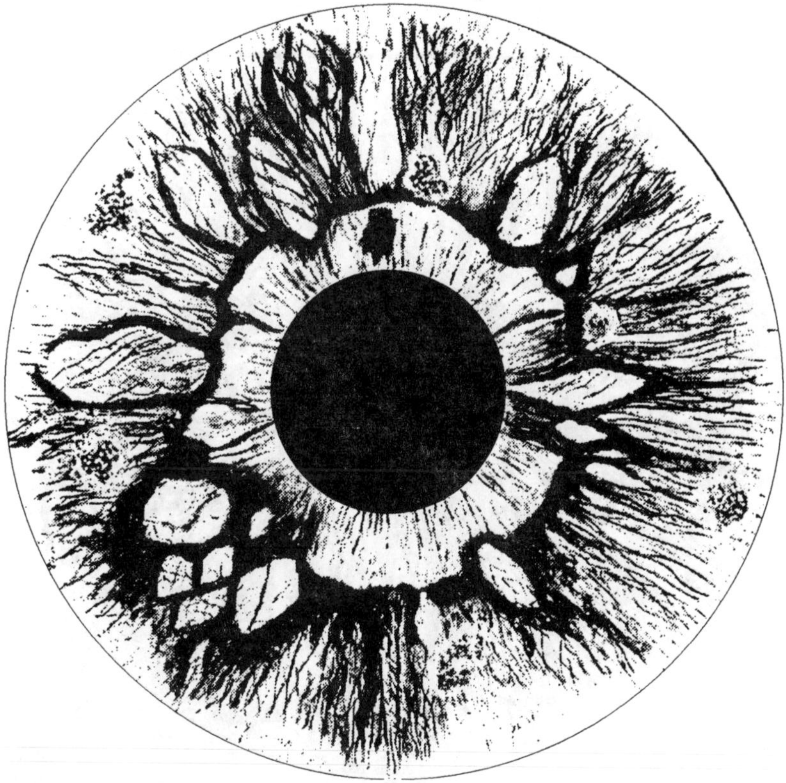

Abbildung 169: Wertung 5

Eine lockere Irisstruktur zeigt alle möglichen Formen von Lakunen, Krypten, Waben, Fremdfärbungen und Pigmente. Der Irisrand ist abgedunkelt (Hautring).

türlich nicht anmerken lassen darf!). Wie sollte ich diesem alten Mann mit seiner schrecklich schlechten Konstitution helfen, der wegen seines schweren Hustens zu mir kam?

Ich hatte mich ja auf die Behandlung von Atemwegserkrankungen spezialisiert. Aber ich habe ihn auf eine längere Behandlungsdauer vorbereitet, weil er eine so schlechte Konstitution hatte.

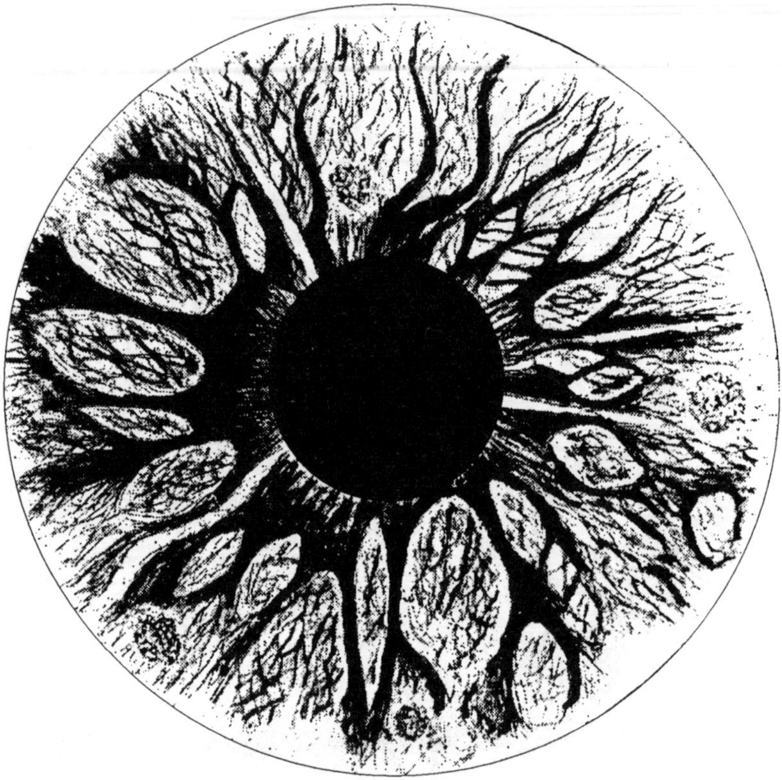

Abbildung 170: Wertung 6

Hier haben wir das Vollbild einer Maßliebcheniris. Wir finden jede Menge Krankheitsdispositionen.

Doch als der Patient eine Woche später wieder in meine Praxis kam, strahlte er mich an, weil die Besserung kolossal war! Wie konnte das geschehen?

Ganz einfach: Ich hatte mich zu sehr von der schlechten körperlichen Konstitution verleiten lassen, die ich in der Iris sah. Ich hatte nicht ausreichend seine seelische Verfassung berücksichtigt. Dieser durch und durch positive Mensch hatte wegen seiner Reiselust eine so große Motivation, schnell wieder gesund zu werden, daß er damit seine schlechte körperliche Konstitution mehr als ausreichend kompensieren konnte.

25.2 Iriskarteikarten

Iriskarteikarten finden Sie im Übungsmaterial zu diesem Buch (siehe Seite 234). Sie bekommen sie auch von der Firma Truw. Der große Vorteil dieser und ähnlicher Karteikarten ist die leichte Dokumentierbarkeit von Befunden. Sie brauchen Lakunen, Pigmente und anderes nur in der Stelle der Iris einzuzeichnen, an denen sie sich befinden. Mit etwas Übung gelingt das recht leicht.

Die Zeichen, die Sie finden, tragen Sie am besten farbig (das erhöht die Übersichtlichkeit) auf der Tafel ein. Als Zeichen verwenden Sie am besten die Kennzeichen, die ich Ihnen in den entsprechenden Tabellen vorgezeichnet habe.

Da man immer wieder die Iristopographie vor sich sieht, die auf die Karte aufgedruckt ist, hat man eine perfekte Gedächtnisstütze, so lange man in der Topographie noch nicht so ganz fit ist (Abbildung 171).

Auf der Rückseite finden Sie Platz für zusätzliche Bemerkungen (Abbildung 172). Da sich bei einem Patienten aber auch andere Befunde ansammeln, ist es sinnvoll, die Iriskarteikarten in größere Karteitaschen zusammen mit den anderen Befunden zu legen.

Als bestes Format für Karteitaschen hat sich eine Größe herauskristallisiert, in die das bei uns übliche Briefformat (DIN A4) ohne Falzung hineingelegt werden kann.

25.3 Irisfotografie

Gute Irisfotos zu machen, ist im wahrsten Sinne eine Kunst. Oft geraten sie zu hell, ein andermal zu dunkel. Das liegt an den unterschiedlichen Irisfarben, die eine Standardbelichtung unmöglich machen. Hense war der Pionier der Irisfotografie. Bereits 1909 hat er in seinem Buch „Heilsystem Truw" die ersten schwarzweiß Fotos in erstaunlich guter Qualität veröffentlicht.

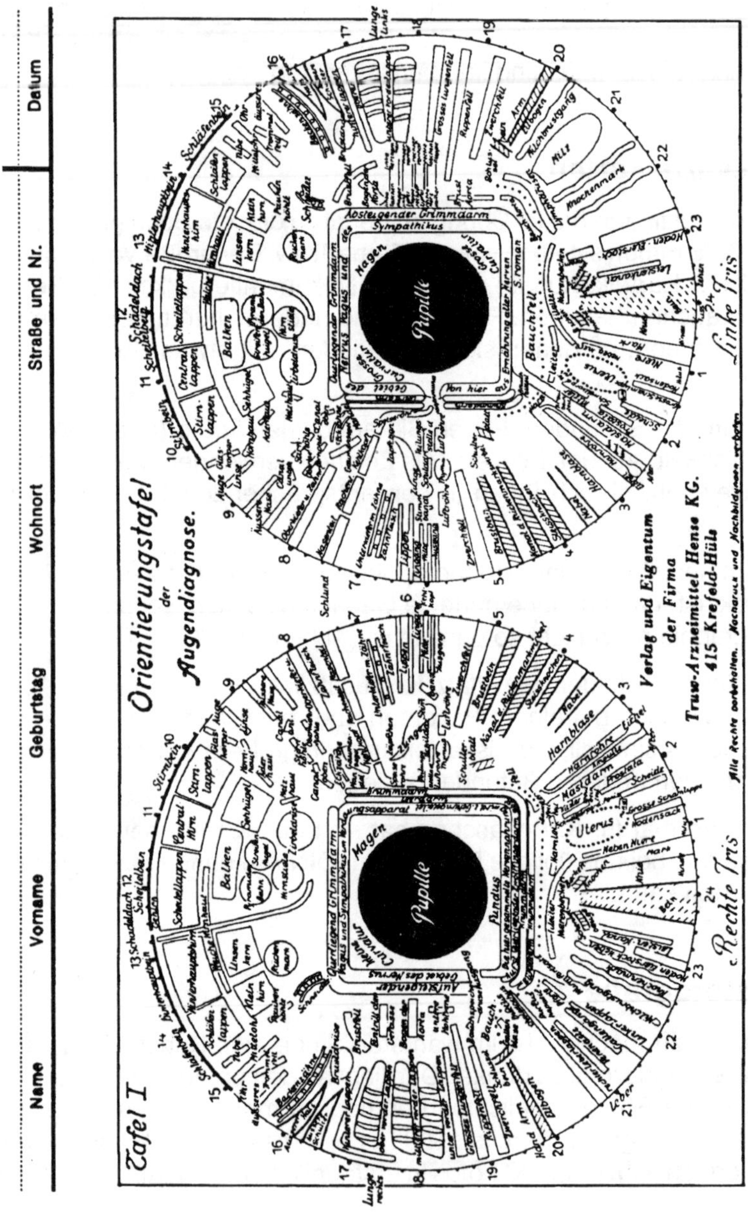

Abbildung 171: Vorderseite der Iriskarteikarte

Name	Vorname	Geburtstag	Wohnort	Straße und Nr.	Datum

Bisher behandelnder Arzt und dessen Diagnose: ....

Befund: ....

....

Diagnose:	K od. B	Honorar
1 Verord. ....../...... 19......:		....
2. Verord. ....../...... 19......:		....
3. Verord. ....../...... 19......:		....
4. Verord. ....../...... 19......:		....
5. Verord. ....../...... 19......:		....
6. Verord. ....../...... 19......:		....
7. Verord. ....../...... 19......:		....
8. Verord. ....../...... 19......:		....
9. Verord. ....../...... 19......:		....
10. Verord. ....../...... 19......:		....
11. Verord. ....../...... 19......:		....
12 Verord ....../...... 19......		....

K bedeutet: Konsultation – B: Besuch

Abbildung 172: Rückseite der Iriskarteikarte

Ein Meister der Irisfotografie war Josef Deck. Besonders gut gelangen ihm die schwierigsten Aufnahmen: Sektoraufnahmen in starker Vergrößerung. Seine beiden grundlegenden Werke „Grundlagen der Irisdiagnostik" und „Differenzierung der Iriszeichen" bieten eine Fülle bester Farbaufnahmen und sollten Pflichtlektüre jedes Irisdiagnostikers sein![9]

Grundsätzlich sind zwei Möglichkeiten gegeben:

- Dokumentation mit Spiegelreflexkamera
- Verwendung einer Polaroidkamera

Mit der Spiegelreflexkamera wird man bevorzugt Dias aufnehmen. Dias sind in ihrer Brillanz und Farbtreue unübertroffen.

Auch das Anschauen in der Praxis ist kein Problem. Entweder benutzt man einen „Gucki", in dem das Dia beleuchtet und vergrößert wird, oder einen Projektor, der einen eingebauten Bildschirm bietet.

Papierbilder sind einfacher zu handhaben, von der Qualität aber nicht ebenbürtig und teurer als Dias. Dias haben außerdem den Vorteil, daß man sie besser vorführen kann.

Schwierig kann die Ordnung werden. Da ein Kleinbildfilm in der Regel 24 oder 36 Aufnahmen hat, muß man sofort nach der Aufnahme die Bildnummer notieren, damit man später mit der Zuordnung der Fotos zu den Patienten keine Probleme hat.

Ich habe mir zu diesem Zweck neben das Irismikroskop ein Blatt mit Aufklebern gelegt, die als Fotozubehör erhältlich sind. Sie haben eine Größe, die es erlaubt, sie auf den Diarahmen zu kleben.

Ich notiere auf dem Aufkleber den Namen des Patienten. Da alle Namen untereinander (doppelt für die linke und rechte Iris) stehen, brauche ich die Bildnummer nicht extra aufzuschreiben.

Dias dürfen Sie aus diesem Ordnungsgrund auch nicht mit Rahmung bestellen, weil dann die Bildnummern nicht mehr sichtbar sind und die Reihenfolge der Dias möglicherweise nicht mehr stimmt.

---

9. Die Bücher sind zum Preis von je DM 285,00 erhältlich bei: MZ-Verlag, Postfach, D-W-2110 Buchholz 5

Immerhin dauert es ja geraume Zeit, bis man alle Aufnahmen gemacht und die Fotos zurückerhalten hat.

Leider sieht man auch dann erst, ob die Fotos etwas geworden sind. Nötigenfalls müssen die Aufnahmen dann wiederholt werden. Hier zahlt es sich aus, wenn man die Dokumentation noch etwas sorgfältiger durchgeführt und die Belichtung mit notiert hat. Dann kann man leicht eine bessere Belichtung für die zusätzlichen Fotos einstellen.

Diesen Nachteil vermeidet man, wenn man eine Sofortbildkamera verwendet. Schon wenige Minuten nach der Aufnahme kann man sich die Fotos ansehen und nötigenfalls die Aufnahme sofort wiederholen.

Die Nachteile liegen einmal im höheren Preis des Fotomaterials, zum anderen darin, daß Sofortbilder von der Qualität her deutlich schlechter sind als herkömmliche Fotos.

Es gibt auch Diafilme, die man einfach selbst entwickeln kann. Die Filme haben zwölf Aufnahmen, so daß das Ordnunghalten einfacher ist. Leider haben diese Filme neben der schlechteren Fotoqualität noch den Nachteil, daß die Oberfläche außerordentlich leicht zerkratzt.

Neben den genannten Schwierigkeiten kommt es immer wieder vor, daß der Patient gerade dann blinzelt, wenn wir den Auslöser betätigen. Auch wenn er den Augapfel bewegt, werden die Fotos nicht das gewünschte Ergebnis bringen. Diese Nachteile vermeidet man mit der Irisvideografie.

25.4 Irisvideografie

Der Videofilm ist das ideale Medium für die Dokumentation. Man hat nicht nur bewegte Bilder sondern auch Ton. Zunächst filmt man den Patienten, während er seine Beschwerden schildert und zeigt. Dann werden die Iriden gefilmt. Schon hat man eine Dokumentation, die ihresgleichen sucht!

Am Ende des Behandlungszeitraumes filmt man den Patienten noch einmal. So wird deutlich, wie die Behandlung sich auf die Beschwerden des Patienten ausgewirkt hat.

Besser kann eine Dokumentation nicht sein – dabei ist Video zusätzlich noch konkurrenzlos günstig, jedenfalls soweit es das Verbrauchsmaterial betrifft.

Ich habe bereits vor Jahren auf Video gesetzt, weil meine Fotos mich nicht befriedigt hatten. Dank einer Kamera mit abnehmbaren Objektiv und eines Trinokulars, konnte ich die Videokamera einfach statt des Fotoapparates an das Irismikroskop anschließen.

Auf der Karteikarte notiere ich die Nummer des Videobandes und die Angabe des Bandzählwerkes. So ist jeder Patient innerhalb kürzester Zeit wiederzufinden. Vorzugsweise benützt man dafür Bänder mit kürzerer Spieldauer, damit die Umspulzeiten gering bleiben.

Anschauen kann man sich die Videosequenzen auf jedem Fernsehschirm. Für die Praxis eignen sich besonders kleinere Kombinationsgeräte, die wenig Platz wegnehmen. Wichtig ist in jedem Fall ein exzellentes Standbild, damit man die Bilder in Ruhe betrachten kann.

Abbildung 173: Diese kompakte Gerätekombination aus Videorekorder und Bildschirm findet auch in der Praxis leicht einen Platz. Von Vorteil ist, daß die Kombination tragbar ist. Mit dem Videorekorder können auch NTSC-Kassetten aufgenommen und abgespielt werden. Foto: SABA

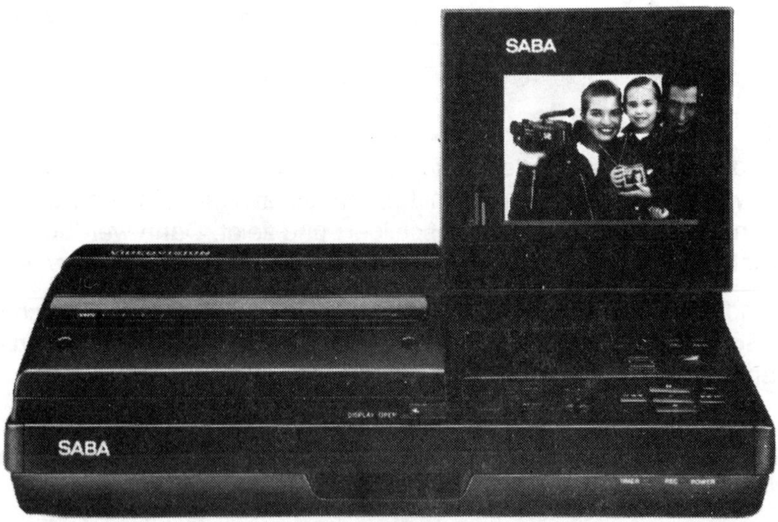

Da man das Entstehen der Bilder bei der Aufnahme sieht, kann man gleich die Aufnahme wiederholen, falls sie aus irgendeinem Grund nicht befriedigend ausgefallen sein sollte.

Nötigenfalls kann man einzelne Bilder auch ausdrucken lassen. Geräte, die das machen, sogenannte Video-Printer, sind allerdings noch sehr teuer. Die Qualität der Ausdrücke ist noch nicht befriedigend, in jedem Fall schlechter als ein „richtiges" Foto.

Zur Zeit gibt es vier Videosysteme: VHS und S-VHS sowie Video 8 und Hi 8. Für welches System Sie sich entscheiden, ist nicht so wichtig. Die Qualität von S-VHS und Hi 8 ist wesentlich besser als VHS und Video 8, deren Qualität aber auch schon ausreicht.

Wenn Sie auch gekaufte Videofilme (z. B. den Film zu diesem Buch, Seite 235) über das Gerät abspielen wollen, sollten Sie sich auf jeden Fall für VHS oder S-VHS entscheiden.

Geräte im Video 8- oder Hi 8-Format kommen vor allem als Kamerarekorder (Camcorder) in Betracht, weil sie viel kleiner sind und die Kameras dadurch handlicher werden.

Vom einen aufs andere Format kann man die Filme leicht überspielen.

26. Übungsmaterial zum Buch

Zum Buch erhalten Sie im Buchhandel oder beim MZ-Verlag, Postfach, W-2110 Buchholz 5, unter der ISBN 3-89240-074-1 zum Preis von DM 39,80 Übungsmaterial, das folgende Bestandteile enthält, mit denen Sie sofort losüben können:

- Lupe mit Taschenlampe zum Betrachten der Iris. Später benutzen Sie diese Werkzeuge für Ihre Hausbesuche.
- Iriskarteikarten zum Eintragen Ihrer Befunde
- Kleine Iristafel zum Mitnehmen für Unterwegs
- Übungsrezeptblock, mit dem Sie die Truw-Composita arbeitssparend verordnen können
- Übungsaufgaben, an denen Sie Ihr neuerworbenen Wissen testen können

27. Der Videofilm zum Buch

Wir haben Ihnen empfohlen, Ihre Dokumentation von Irisbefunden auf Video vorzunehmen. Wie man das macht, zeigen wir Ihnen in diesem Film.

Darüber hinaus werden Sie ausführlich mit den verschiedenen Konstitutionstypen bekannt gemacht.

Sie erleben die Irisdiagnose direkt am Irismikroskop mit allen Schritten, die notwendig sind, um vom Irisbefund zur Diagnose und Therapie zu kommen.

Vermittelt wird dasselbe Wissen wie in diesem Buch, aber „direkt" in der Iris. Die in der Iris sichtbaren und zu verwendenden Hinweise werden auf der Iris markiert, so daß der Lerneffekt besonders groß ist.

Den Videofilm im Format VHS und einer Spieldauer von ca. 60 Minuten erhalten Sie im Buchhandel oder beim MZ-Verlag, Postfach, W-2110 Buchholz 5, Telefon und Fax 0 41 83/46 53 (automatische Umschaltung), unter der ISBN 3-89240-073-3 zum Preis von DM 180,00.[10]

10. Subskriptionspreis bei Bestellung bis 30.11.1992: DM 150,00. Der Videofilm erscheint im Dezember 1992.

28. Fortbildungsmöglichkeiten

Kurse über Irisdiagnostik werden vielerorts angeboten. Spezielle Kurse über die Augendiagnose nach Hense sind aber leider rar.

Es bietet sich deshalb zunächst an, ein weiteres Buch anzuschaffen: Die berühmten Irisbriefe der Firma Truw bieten etwa vierzig farbige Irisfotos, die ausführlich besprochen werden.

Gleichzeitig wird die Behandlung mittels Truw Composita und Spezialitäten als „Rezept aus der Iris" erläutert. Zu diesem Zweck gibt es viele Musterrezepte. Das Buch finden Sie als Nr. 23 im Literaturverzeichnis auf Seite 240. Sie können es direkt beim MZ-Verlag, Postfach, W-2110 Buchholz 5, bestellen.

Die Firma Truw führt regelmäßig Kurse über die Irisdiagnose nach Hense durch. Die Adresse: Truw Arzneimittel GmbH, Moltkestr. 5, W-5000 Köln 50, Telefon 0 22 34/7 38 60, Fax 0 22 34/4 83 31.

Sehr empfehlenswerte Kurse veranstaltet das Pastor Felke Institut über die Irisdiagnostik nach Deck jeweils im Frühjahr und Herbst in Pforzheim. Außerdem führt das Pastor Felke Institut die Tradition der „Ettlinger internationale Kurse für Irisdiagnostik" fort. Diese Kurse finden am Wochenende an Christi Himmelfahrt statt. Die Adresse: Pastor Felke Institut, Postfach 11 53, W-7258 Heimsheim, Telefon 0 70 33/3 51 60, Fax 0 70 33/3 51 83.

Wer tiefer in die Augendiagnose einsteigen möchte, sollte sich unbedingt die beiden grundlegenden Werke von Josef Deck besorgen (Nr. 9 und Nr. 10 im Literaturverzeichnis auf Seite 238). Niemand hat so hervorragendes Bildmaterial zusammengetragen wie Deck! Diese Bücher können Sie bestellen bei: MZ-Verlag, Postfach, W-2110 Buchholz 5, Telefon und Fax 0 41 83/46 53 (automatische Umschaltung).

29. Literatur

1. Angerer, Josef. Handbuch der Augendiagnostik. Verlag Tibor Marczell, München, 4. Auflage 1979, ISBN 3-88015-050-8, 267 Seiten, 91 teils farbige Zeichnungen, ca. DM 50,00.
   Dieses Buch ist für fortgeschrittene Augendiagnostiker sehr interessant und wegen seiner Wissensfülle absolut empfehlenswert!
2. Angerer, Josef. Ophthalmotrope Phänomenologie. Band I/A. Verlag Tibor Marczell München
   Siehe 6.
3. Angerer, Josef. Ophthalmotrope Phänomenologie. Band I/B. Verlag Tibor Marczell München
   Siehe 6.
4. Angerer, Josef. Ophthalmotrope Phänomenologie. Band II. Verlag Tibor Marczell München
   Siehe 6.
5. Angerer, Josef. Ophthalmotrope Phänomenologie. Band III. Verlag Tibor Marczell München
   Siehe 6.
6. Angerer, Josef. Ophthalmotrope Phänomenologie. Band IV. Verlag Tibor Marczell München
   Im Gegensatz zum Handbuch der Augendiagnostik hebt Herr Angerer hier in höhere Sphären ab. Warum muß man einfache Erkenntnisse immer hinter einer Geheimsprache verstecken?
7. Broy, Joachim. Die Konstitution, humorale Diagnostik und Therapie. Verlag Tibor Marczell München, ISBN 3-88015-061-3, 187 Seiten, 23 Farbtafeln, 10 Abbildungen, DM 38,00.
   Dieses Buch ist sehr interessant, für die Praxis aber nur bedingt zu gebrauchen. Herr Broy differenziert in so viele Konstitutionen, daß die Konstitutionslehre nicht mehr überschaubar ist.
8. Broy, Joachim. Repertorium der Irisdiagnose. Verlag Tibor Marczell München, ISBN 3-88015-075-3, 646 Seiten, 223 Tafeln schwarzweiß, DM 148,00.
   Ein Lexikon der Irisdiagnose, sehr gut und umfangreich illustriert und

deshalb für alle, die tiefer in die Materie einsteigen wollen, empfehlenswert.

9. Deck, Josef. Grundlagen der Irisdiagnostik. Selbstverlag. 360 Seiten im Großformat, 342 Abbildungen, davon 230 Farbaufnahmen, Kunstdruckpapier, Leineneinband mit Schutzumschlag, nur DM 285,00.[11]
   Der immer noch hohe Preis konnte von DM 360,00 auf 285,00 gesenkt werden. Der Preis ist aber wegen des hervorragenden Bildmaterials gerechtfertigt. Wer ernsthaft Augendiagnose betreiben möchte, sollte dieses Buch besitzen.
10. Deck, Josef. Differenzierung der Iriszeichen. Selbstverlag. 342 Seiten im Großformat, 364 Abbildungen, davon 124 Farbaufnahmen, Kunstdruckpapier, Leineneinband mit Schutzumschlag, nur DM 285,00.[11]
   Der immer noch hohe Preis konnte von DM 360,00 auf 285,00 gesenkt werden. Der Preis ist aber wegen des hervorragenden Bildmaterials gerechtfertigt. Wer ernsthaft Augendiagnose betreiben möchte, sollte dieses Buch besitzen.
11. Hauser, Willy; Karl, Josef; Schicke, Harald. Die praktische Irisdiagnostik. Schriftenreihe des Pastor Felke Institut. MZ-Verlag, Buchholz, 2. Auflage 1989, ISBN 3-89240-053-9, 102 Seiten, 40 meist farbige Abbildungen, DM 48,50.[11]
   Dieses Buch ist kein Lehrbuch, sondern soll zeigen, wie man in der Praxis Irisdiagnose durchführt. Nach einer mehr theoretischen Einführung durch Harald Schicke, kommen die bekannten Praktiker Willy Hauser und Josef Karl zu Wort und Bild.
12. Hense, Heinrich. Heilsystem TRUW. Truw, Krefeld, 6. unveränderte Auflage 1958, 388 Seiten, diverse Abbildungen und Tabellen, s/w, DM 50,00.
   Dieses Buch bringt das Gedankengut von Heinrich Hense nahe. Es betrifft sein Heilsystem Truw als Ganzes, was die Augendiagnostik einschließt. Auch aus geschichtlichen Gründen ist das Buch eine

11. Das Buch ist erhältlich über MZ-Verlag Harald Schicke, Postfach, D-W-2110 Buchholz 5.

interessante Quelle. Absolut empfehlenswert für alle, die sich für Naturheilkunde und Heinrich Hense interessieren.

13. Jaroszyk, Günter. Augendiagnostik – Erfahrungen und Erkenntnisse. Medizin-Verlag E. Jaroszyk 1978, Solms/Lahn, 225 Seiten mit 123 Abbildungen.
Ein sehr empfehlenswertes Buch zur Vertiefung der eigenen Kenntnisse. Kein Lehrbuch im eigentlichen Sinnes, sondern ein Fortbildungsbuch.

14. Johannsen, Wilhelm. Angewandte Iriskopie mit diagnostischen Ergänzungen u. Therapie. A. Pflüger KG, 168 Seiten, 80 Farbfotos der Iris, 80 erläuternde Zeichnungen, ca. DM 75,00.
Ein sehr schön aufgemachtes Buch, das sehr gute farbige Irisfotos mit Zeichnungen verbindet, in denen die ausgewerteten Iriszeichen dargestellt werden.
Leider geht der Autor von schulmedizinischen Diagnosen aus. Das Wichtigste an der Irisdiagnostik, die Erkennung der Konstitution, kommt überhaupt nicht vor. Die Auswahl der Iriszeichen erfolgt unter dem Zwang, eine schulmedizinische Diagnose zu stellen. Man fragt sich nicht nur als Anfänger, warum nur bestimmte Zeichen ausgewertet worden sind.
Die Antwort ist einfach: In der Iris sind nur die Zeichen gesucht und gefunden worden, die der schulmedizinischen Diagnose entsprechen. Schade!

15. Karl, Josef. Die praktische Irisdiagnostik. Siehe 11.

16. Mika, Klaus. Augendiagnose für Anfänger, Band I. Mika-Verlag Hildesheim, diverse Abbildungen, Format DIN A4, DM 10,00.
Dieses dünne Bändchen ist nur für denjenigen geeignet, der bislang überhaupt nichts von der Augendiagnose gehört hat.

17. Mika, Klaus. Augendiagnose für Anfänger, Band II. Mika-Verlag Hildesheim, diverse Abbildungen, Format DIN A4, DM 30,00.
Hier werden, recht interessant, die Iriszeichen für bestimmte Organerkrankungen gezeigt. Wenn man nicht in den Fehler verfällt, alles zu organisch zu betrachten, ist diese Broschüre eine gute Wahl.

18. Mika, Klaus. Augendiagnose für Anfänger, Band III. Mika-Verlag Hildesheim, diverse Abbildungen, Format DIN A4, DM 20,00.
Diese Broschüre, gespickt mit recht vielen Anzeigen, stellt die mögli-

che Therapie nach dem Motto, „Die Iris diktiert das Rezept", dar. Weniger empfehlenswert. Wenn Sie ein Buch suchen, daß in die Therapie einführt, sollten Sie Pflüger (siehe 14.) oder Truw (siehe 23.) wählen.

19. Sachsenweger, Rudolf und Matthias. Kompendium und Atlas der Augenheilkunde für Medizinstudenten und Ärzte. Gustav Fischer Verlag Stuttgart, ISBN 3-437-00379-8, 176 Seiten, 285 teils farbige Abbildungen, DM 24,00.
Dieses Buch zeigt dichtgedrängt alles Wichtige über die Augenheilkunde. Für den Augendiagnostiker dürfte es ausreichen, um zu erkennen, daß ein Patient nötigenfalls zum Augenarzt geschickt werden muß. Sehr empfehlenswert mit einem ausgezeichneten Preisleistungsverhältnis!

20. Schicke, Harald. Die praktische Irisdiagnostik. Siehe 11.

21. Schnabel, Rudolf. Iridoskopie. Arkana-Verlag, Ulm 1959.

22. Theegarten, Werner. Einführung in die Augen-Diagnostik. Selbstverlag, 3. Auflage 1983, Format DIN A4, 127 Seiten, diverse Abbildungen.
Ich weiß nicht, ob dieses vervielfältigte Manuskript noch zu kaufen ist. Früher wurde es von der Firma Kattwiga vertrieben. Herr Theegarten schreibt immer praxisnah und aus einer schier unerschöpflichen Praxiserfahrung heraus. Deshalb ist dieses Werk trotz seines bescheidenen Äußeren unbedingt empfehlenswert!

23. Truw. Irisbriefe. Truw, Krefeld, Neuauflage 1992, überarbeitet von Harald Schicke, 150 Seiten DIN A4 im Ringordner, ca. vierzig farbige Irisfotos, diverse Abbildungen sowie Tabellen, DM 35,00.[12]
Die Irisbriefe sind berühmt. Viele Praktiker verfügen über sie. Die Neuauflage gewinnt an Lesbarkeit und verspricht durch die Loseblattform, daß sie künftig wieder ergänzt wird. Wer sich für die Irisdiagnose und Therapie nach Heinrich Hense interessiert, für den ist das Buch ein Muß!

12. Das Buch ist erhältlich über MZ-Verlag Harald Schicke, Postfach, D-W-2110 Buchholz 5

30. Stichwortverzeichnis

U

V

W